ÉTUDE

SUR LA

DERMATITE EXFOLIATRICE

GÉNÉRALISÉE

PAR

Émile PERCHERON,

Docteur en médecine de la Faculté de Paris,
Ancien interne des hôpitaux de Paris,
Médaille de bronze de l'Assistance publique (internat 1874).

AVEC DEUX PLANCHES DE TRACÉS DE TEMPÉRATURE

PARIS

ADRIEN DELAHAYE, LIBRAIRE-ÉDITEUR

PLACE DE L'ÉCOLE-DE-MÉDECINE.

1875

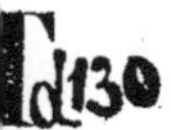

ÉTUDE

SUR LA

DERMATITE EXFOLIATRICE

GÉNÉRALISÉE

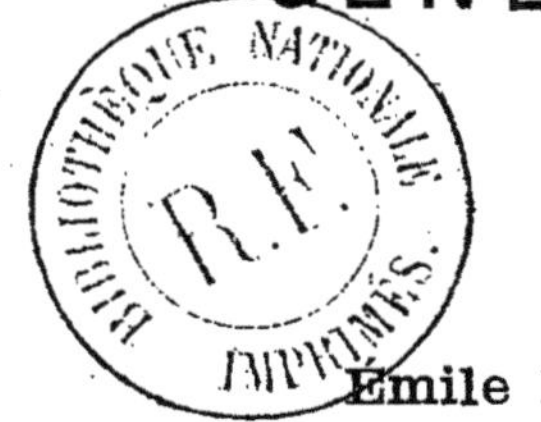

PAR

Émile PERCHERON,

Docteur en médecine de la Faculté de Paris,
Ancien interne des hôpitaux de Paris,
Médaille de bronze de l'Assistance publique (internat 1874).

AVEC DEUX PLANCHES DE TRACÉS DE TEMPÉRATURE

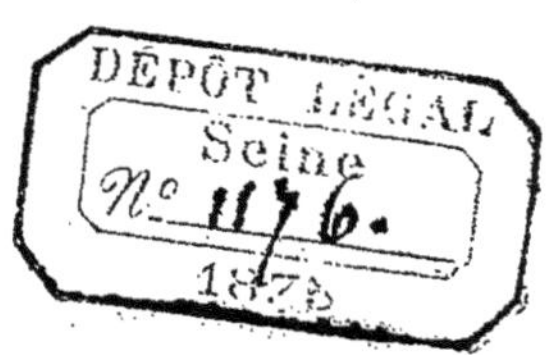

PARIS

ADRIEN DELAHAYE, LIBRAIRE-ÉDITEUR

PLACE DE L'ÉCOLE-DE-MÉDECINE.

1875

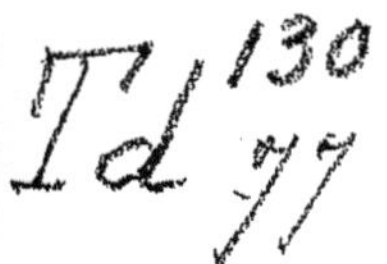

ÉTUDE

SUR LA

DERMATITE EXFOLIATRICE

GÉNÉRALISÉE.

INTRODUCTION.

Au commencement de l'année dernière, nous eûmes l'occasion d'observer à l'hôpital Saint-Louis trois cas qui, bien que différents en réalité les uns des autres, offraient cependant certains caractères communs qui permettaient de les rapprocher et d'en faire une étude comparative. Ces trois malades, en effet, présentaient une affection caractérisée par l'exfoliation générale et à grands lambeaux de l'épiderme ; et dans ces trois cas la maladie avait une marche, une durée très-différentes ; la gravité de l'affection n'était nullement comparable, toutes circonstances qui devaint imposer l'idée que leur nature aussi n'était pas la même. Or, l'hésitation que nous voyions chez plusieurs des savants médecins de l'hôpital à dénommer le cas que nous observions d'abord, le peu de précision des renseignements que nous trouvions dans les auteurs, nous engagèrent à étudier plus à fond cette variété d'exfoliation de la peau.

Nous avons donc cherché si nous pourrions nous servir de ces cas comme types pour réunir autour d'eux les autres faits analogues que nous pourrions recueillir ; et en effet, les quelques observations, malheureusement trop peu nombreuses que nous avons pu recueillir, nous ont paru cadrer assez bien avec les nôtres. Nous ne nous faisons pas d'illusion sur la valeur de notre travail, et nous sommes bien loin de croire que nous sommes arrivé à une solution définitive. Nous espérons seulement qu'on nous saura quelque gré d'avoir appelé l'attention sur des faits rares et mal déterminés, et que cette thèse pourra du moins servir de document à ceux qui observeront des faits analogues, et pourront dès lors les étudier avec plus de fruit en reprenant les faits que nous publions.

Le premier cas que nous ayons observé, et dont nous avons longuement relaté l'histoire, se présentait à nous avec des caractères extérieurs très-tranchés, dont l'exfoliation épidermique était évidemment le phénomène principal. Cependant, il était difficile de le faire rentrer dans une maladie bien déterminée, et l'on pouvait prononcer les noms de pemphigus foliacé, de psoriasis généralisé, d'herpétide exfoliatrice, d'eczéma ; sans pouvoir cependant affirmer la nature de cette affection.

Le deuxième, observé chez M. Besnier, était atteint d'une maladie qui avait débuté brusquement avec fièvre, et dont l'éruption, à son entrée à l'hôpital, était caractérisée surtout par une desquamation à larges lambeaux. Sur ce malade, les opinions étaient moins divergentes. MM. Besnier et Laillier, d'après l'aspect de la desquamation, en firent une scarlatine ; cependant, un interrogatoire plus complet apprenait que déjà deux ou trois fois il avait eu une attaque semblable ; c'était déjà là un fait bien extraordinaire pour une fièvre éruptive ; d'autre part, la marche de l'éruption, si l'on admettait la scarlatine, était bien anormale ; car, comme on le verra dans l'observation, la rougeur avait mis trois jours à envahir le corps progressivement.

Vers la même époque, enfin, se trouvait aussi dans le service de M. Besnier, un malade atteint de psoriasis, qui, dans le cours du traitement, fut pris d'une poussée aiguë, caractérisée par une desquamation générale et à grands lambeaux.

Le premier de ces trois cas, surtout, était assez rare pour que nous n'ayons pu trouver de faits semblables dans la riche collection d'observations de M. Lailler, qu'il a eu l'extrême obligeance de mettre à notre disposition. Les deux autres étaient moins rares, mais il nous a semblé qu'en les rapprochant du premier, et en cherchant à y joindre quelques faits nouveaux ou déjà publiés, il y avait moyen de faire une étude intéressante. C'est ce qui nous a engagé à choisir ce sujet pour notre thèse inaugurale.

Définition. — Nous devons chercher d'abord à définir les termes que nous avons adoptés. Le mot « *dermatite* » se comprend assez pour que nous n'insistions pas, mais nous avons à déterminer ce que nous entendons par l'épithète « exfoliatrice ».

M. Bazin définit l'*exfoliation cutanée* un symptôme organique caractérisé par la présence, à la surface tégumentaire, de produits de sécrétion, comme les lamelles épidermiques, de liquides concrétés, pus desséché formant des croûtes, de lambeaux de tissus mortifiés et de parasites vivants ou morts, et il admet les divisions suivantes :

PREMIER GROUPE. Exfoliation parasitaire.
{ végétale.
animale. }

DEUXIÈME GROUPE. Exfoliat. excrémentit.
{ sébacée. { lamelles. écailles. }
épidermique { furfures. } }

TROISIÈME GROUPE. Exfol. inflammatoire.
{ séro-albumineuse.
crustacée.
pseudo-membraneuse. }

QUATRIÈME GROUPE. Exfol. gangréneuse.
{ spontanée.
secondaire. }

On voit par ce tableau que le mot *exfoliation* peut avoir un sens fort étendu ; mais nous nous restreindrons non-seulement aux cas où c'est l'épiderme lui-même qui constitue l'exfoliation, mais nous laisserons aussi de côté les deux affections squameuses, le psoriasis et le pityriasis, et la difformité du même ordre l'ichthyose, qui sont bien décrites partout, et sur lesquelles nous n'aurions guère qu'à répéter les descriptions des auteurs. Cette étude nous aurait entraîné bien loin des limites de ce travail, et nous avons dû nous borner aux faits où la desquamation présentait un caractère insolite par l'étendue des lambeaux et la généralisation absolue de l'affection.

Nous diviserons notre travail en deux parties : dans la première nous analyserons les observations, en discutant leur valeur et leur signification ; nous les rangerons de suite selon leurs analogies, et nous verrons s'il était possible de les rapporter à une affection déjà acceptée, ou si nous avons eu raison d'employer un mot nouveau en France, qui ne préjuge en rien la question de nature, celui de *dermatite exfoliatrice*.

Dans une deuxième partie, nous chercherons à établir les caractères principaux de la variété de desquamation que nous voulons étudier, à déterminer les phénomènes concomitants que l'on peut observer, et à en déduire les indications séméiologiques et thérapeutiques que nous pourrons tirer de nos observations.

PREMIÈRE PARTIE

Nous commencerons par discuter l'observation suivante, qui a été le point de départ de ce travail. Nous la donnons dans son entier, quoique beaucoup de détails puissent paraître fastidieux; mais dès l'instant qu'un fait peut être sujet à contestation, il est bon de connaître tous les éléments du problème; c'est pourquoi je ne veux supprimer aucune circonstance, tant des commémoratifs que de l'histoire du malade pendant son séjour à l'hôpital.

OBSERVATION I (personnelle). — Dermatite exfoliatrice aiguë.

P. Augustin, 20 ans, garçon tripier. Entré le 7 mars 1874, au n° 26 de la salle Saint-Louis, service de M. Vidal.

Ce jeune homme, doué d'une bonne constitution, raconte qu'il a été très-sujet, jusqu'à l'âge de 15 ans, à des gourmes du cuir chevelu qui revenaient chaque année; en même temps il avait des glandes cervicales assez volumineuses, mais aucune n'a suppuré; il n'a pas eu d'ophthalmie, ni d'autre manifestation scrofuleuse. Jamais d'affection cutanée. Tels sont, avec une rougeole, les seuls antécédents morbides personnels de ce malade; il n'a jamais eu ni rhumatisme articulaire aigu, ni même de douleurs vagues dans les membres ou les jointures, jamais non plus de maux de tête, de migraines. Les parents se portent bien, et n'ont pas de maladies de peau, une sœur est morte probablement phthisique.

Lui-même paraissait d'un tempérament sanguin, et avait un caractère vif; il était fort, sans tendance à l'obésité. Son appétit a toujours été bon, ses digestions se faisaient très-régulièrement, il était plutôt constipé. Sa peau était ordinairement sèche, il raconte que, travaillant aux champs, il ne mouillait pas sa chemise. Il est à Paris depuis trois ans, et travaille depuis ce temps au même métier, qui consiste à laver des intestins et à avoir constamment les bras dans l'eau. Il est assez bien logé, assez bien nourri, mange peu de charcuterie, mais boit du vin en assez grande quantité, trois litres en été, moins en hiver, et toujours un petit verre d'eau-de-vie, souvent deux ou trois.

Le 22 février, il s'est aperçu d'une rougeur à la partie interne et supérieure des cuisses et autour du cou, rougeur qui au bout de 4 jours, avait envahi les bras; c'était jusqu'alors, dit-il, simplement une rougeur lisse sans vésicules ni bulles.

1ᵒʳ mars. Il se forme quelques croûtes sur les cuisses.

Le 2. La rougeur envahit les bourses, et d'autre part, les jambes et les pieds qui deviennent gonflés.

Le 3. Il est plus souffrant, se couche à midi, et dans la journée remarque que tout son corps est devenu rouge. Jusque-là, il avait mangé et travaillé comme d'ordinaire.

Le 4. Il a de la fièvre et du gonflément de la figure, il se plaint un peu de la gorge.

Le 5 et le 6. Il se produit des squames sur tout le corps. Il n'a remarqué de suintement sur aucun point du corps, sauf à la partie supérieure des cuisses, derrière les oreilles, et un peu à la saignée, partout où il s'est gratté.

Il entre à l'hôpital le 7 mars avec une fièvre assez forte; il n'a eu ni vomissements, ni nausées, ni diarrhée, ni constipation. La langue est rouge, humide, avec saillie des papilles qui sont blanches; rougeur modérée de la gorge. La figure est gonflée, le nez luisant, les paupières œdématiées, la partie moyenne de la figure présente tout à fait l'aspect d'un début d'érysipèle. Sur les joues, le front, on trouve des squames analogues à celles du tronc, mais plus petites; dans les cheveux squames abondantes, petites, pityriasiques; sur le menton, autour des oreilles, autour de la commissure palpébrale externe, ce sont plutôt des croûtes jaunes assez minces.

Sur tout le corps on trouve une desquamation générale constituée par des lamelles minces, larges de 2 à 4 centimètres, dont les bords sont détachés, relevés et qui adhèrent faiblement par leur partie centrale. Au-dessous la peau présente une rougeur uniforme assez prononcée. Sur les mains on trouve à la face dorsale comme à la face palmaire, l'épiderme détaché ou soulevé dans presque toute l'étendue. A la paume de la main c'est une large plaque continue qui semble n'être plus adhérente, sans être réellement soulevée. A la face dorsale

Percheron.   2

une partie de l'épiderme a été enlevée; mais déjà il s'était reformé une mince couche épidermique, et la peau à ce niveau est rouge, mais non excoriée. Les doigts présentent presque tous des phlyctènes larges, mais très-peu saillantes; et contenant une très-petite quantité de sérosité louche, ou plus exactement l'épiderme des doigts, sur une étendue variable selon les doigts (1, 2, ou 3 phalanges), présente un soulèvement diffus produit par une petite quantité de liquide, plutôt qu'une véritable bulle. Les pieds présentent un état analogue. Le prépuce est gonflé de manière à former un phimosis inflammatoire; on constate un écoulement balano-préputial assez abondant.

Le 8. L'aspect érysipélateux du nez et des paupières a disparu, ces parties ne sont plus gonflées, le nez n'est plus tendu, rouge et luisant, et toute la face se recouvre de squames comme les joues et le front. Pointillé rouge du voile du palais et de la voûte; même état de la langue avec saillie des papilles. Le malade exhale une odeur fade. Il a mal dormi, s'est beaucoup plaint toute la nuit, et a toussé plusieurs fois. Rien à l'auscultation des poumons ni du cœur. Pas de céphalalgie. L'urine ne contient pas trace d'albumine. T. A. 38,8, P. 120. Tr. Lim. bourrache, bouillon et lait. Chloral 4 gr. Lin iléo calcaire et ouate. Soir T. 40,4.

Le 9. P. 120, T. 39,4. Sur les parties découvertes les squames sont minces, foliacées, détachées par leurs bords, plus petites qu'hier par segmentation. La peau sous-jacente est rouge; les conjonctives sont injectées. Il a bien dormi cette nuit, mais toujours en se plaignant un peu ; il n'a pris que la moitié du chloral. Pas de selle encore. Soir, P. 132, R. 40, T. 40,2.

Le 10. P. 124, R. 40, T. 38,4. La langue est comme hier. Piqueté très-marqué sur la voûte palatine et le voile du palais. Hier soir, il a eu un étouffement qui a duré deux henres, sans point de côté, avec peu de toux, et qui s'est passé seul. Quelques râles sous-crépitants épars aux deux bases. Il a bien dormi; pas de nausées, ni de vomissements ; pas d'albumine, l'acide nitrique donne une très-légère teinte verte (?). Une selle cette nuit. Supprimer le chloral. Sulf. quin. 0,60. Café·

Soir, P. 128, R. 36 haute. T. 39,6. Il se plaint de la gorge. Rougeur uniforme assez vive du pharynx, des amygdales, du voile, de la bouche; la voûte est piquetée. Les démangeaisons sont toujours vives. Soif vive ; sensation continuelle de chaleur très-incommode, la nuit il se découvre.

Le 11. P. 120, R. 36. T. 38,2. A peu dormi, mais sans être agité et sans souffrir. Il a moins mal à la gorge. Sur l'amygdale droite une petite tache blanche comme transparente, grosse comme un tête d'épingle depuis hier soir. A la paume de la main, et sur la partie des doigts qui était encore recouverte de l'ancien épiderme, celui-ci se laisse détacher et laisse à nu une surface rouge légèrement suintante. Pas d'albumine. Soir. P. 108, T. 38,6.

Le 12. P. 110, T. 37,8. La face est couverte d'une couche squameuse, mince, jaunâtre, fendillée par lambeaux qui ont 3 à 4 millimètres, sur 6 à 8. Autour des yeux, des oreilles, au menton ce sont des croûtes impétigineuses; sur le front la desquamation est presque furfuracée. Sur le corps les squames sont peu adhérentes, détachées par leurs bords, et manquent sur une bonne partie de la poitrine (seule partie découverte). Sur l'amygdale droite la petite concrétion caséeuse persiste ; la langue et la gorge sont moins rouges. Il a bien dormi et mange ses potages avec plaisir. Soir. P. 116. T. 38,1.

Le 13. P. 104. T. 37,8. L'épiderme palmaire s'est détaché d'une pièce avant-hier. Il se reforme dans la paume des mains des squames minces et peu adhérentes, la peau est rouge au-dessous comme sur le reste du corps. La gorge n'est même pas rouge, la langue l'est un peu. Mange une portion. Le premier bruit du cœur est un peu prolongé, en dedans de la pointe. Soir. P. 116, T. 38,3.

Le 14. P. 108. T. 38,6. Très-bien depuis hier. Le liniment oléo-calcaire est continué sur les bras seulement. Poudre d'amidon sur le tronc et membres inférieurs. Soir. P. 104, T. 39.6.

Le 15. P. 88. T. 38,2. Sulf. quin. 0,30 seulement.

Le 16. P. 84. T. 37,4. La peau est toujours rosée, les squames se renouvellent toujours, moins abondantes sur le corps, minces et détachées sur leurs bords, s'enlèvent facilement et sans douleur. Sur la figure les squames sont petites, tout à fait sèches, ont un aspect fendillé. Les grandes plaques des pieds se sont détachées et ont laissé, comme sur les mains, une surface rouge, sur laquelle se reproduisent des squames minces et peu adhérentes. Squames sèches et larges assez abondantes au coude. La langue est moins rouge, et paraît vernissée, les papilles moins saillantes. L'urine, examinée tous les jours, n'a jamais contenu d'albumine, mais bien des urates abondants.

Supprimer le sulfate de quinine et le café. V.qq. 125, 2 portions. Soir. P. 92, T. 38. Sur le trochanter gauche, le derme est à nu sur une surface de 5 ou 6 centimètres.

Le 17. P. 88, T. 37,4. Se trouve bien ; a bien dormi, l'appétit est bon. Langue rosée, humide. Soir. 38,6. Depuis 5 ou 6 jours, il a un peu moins de démangeaisons.

Le 18. P. 90, T. 37,4. Soir, 38,4.

Le 19. P. 100. T. 37,4. Soir, 39.

Le 20. P. 100, T. 37,6. Il a bien dormi. Suintement prononcé sur les bras, les mains, les cuisses. C'est évidemment un eczéma. La langue se recouvre d'épithélium. Moins d'appétit depuis quelques jours. Soir. P. 100, T. 38,7.

Le 21. P. 100, T. 37,4; soir, P. 128, T. 39,8. Ne se plaint que d'un peu de chaleur depuis quelques instants; il vient de manger.

Le 22. P. 120, T. 38,4. La fièvre n'a duré que 2 ou 3 heures, dit-il. Il a bien dormi; deux selles un peu liquides. Lait avec eau de chaux. Bagnols. Soir. P. 132. T. 40.

Le 23. P. 92, T. 37. La fièvre n'a duré que 2 ou 3 heures. Incision d'un petit abcès tubériforme de l'aisselle. Soir. P. 120, T. 39.

Le 24. P. 104. T. 37,8. Concrétion pseudo-membraneuse blanc grisâtre sur les lèvres, et aussi à la partie interne des joues, au niveau de l'intervalle dentaire; une petite sur le pilier antérieur gauche et sur la voûte palatine. La concrétion des lèvres est épaisse de 1 millim., un peu adhérente, mais assez facile à détacher et laissant à nu une surface très-rouge granuleuse. Il a peu dormi; rougeur au sacrum. Collutoire boraté sur les lèvres. Régime lacté et une portion de pain. Coucher sur du son. Soir. P. 120, T. 38,8.

Le 25. P. 112, T. 37,8. L'enduit est moins épais sur les lèvres, il persiste sur le pilier gauche. L'appétit est toujours assez bon, quoique moindre. Les démangeaisons ont diminué; les parties découvertes sont toujours le siége d'une desquamation plus active que les parties enveloppées. Squames minces et larges sur la poitrine, avec rougeur sous-jacente. Sur le dos et la figure, squames un peu plus larges. Soir. P. 108. T. 39,8.

Le 26. P. 88, T. 37,8. Même état. Dort très-peu, sans cause appréciable. Chloral 2 gr. Le souffle cardiaque systolique avec maximum un peu en dedans du mamelon, s'entend plus fort depuis 2 ou 3 jours. Il n'a pas de douleurs dans les membres. Pas d'albumine. Soir, P. 112, T. 38,8.

Le 27. P. 96, T. 37,4. Persistance de l'enduit sur les lèvres et sur qnelques points de la joue; la gorge est nette. Sur la face se voit une couche squameuse fendillée (eczéma squámeux). Au menton il semble que l'épiderme, ou plutôt la squame, soit soulevée, et recouvre un peu de liquide séro-purulent, mais il est impossible d'y voir une véritable bulle. Le suintement de la face et du cou est plus abondant, grisâtre, empesant un peu le linge. Soir, 124. 38,9.

Le 28. P. 100, T. 37. Etat général bon. A la région sacrée, le derme est à nu et légèrement excorié. Soir. P. 120, T. 39,4. La sensation de chaleur persiste. Il se découvre souvent, n'a pas de frissonnements, et n'est pas impressionnable au froid.

Le 29. P. 96. T. 37,8. Léger enduit grisâtre à la face inférieure de la langue. L'excoriation du sacrum est très-superficielle. Soir, T. 39,8.

Le 30. P. 112, T. 38,5. Mange moins bien depuis quelques jours. Enduit pseudo-membraneux sur les lèvres, la face inférieure de la langue, le pilier gauche. Sulf. quin. 0,60. Soir, T. 40,4.

Le 31. P. 100, T. 38. L'enduit des lèvres est peu adhérent, et au dessous la muqueuse excoriée saigne très-facilement. L'enduit de la langue est plus épais qu'hier; il persiste sur les joues et les deux piliers antérieurs. La face supérieure de la langue est rouge, piquetée de blanc. Desquamation foliacée sur la poitrine; aspect fendillé de la face, les cils des paupières inférieures sont tombés, le bord et la face interne de ces paupières sont très-rouges. Compresse d'eau chloralée sur les lèvres. Soir, P. 120. T. 39,4.

1er avril. P. 92, T. 37,5. Mange à peine trois litres de lait et une portion de pain. Souffle mitral bien net. Soir, P. 112. T. 39,6

Le 2. P. 92. T. 38,5. Les deux mains présentent leur face palmaire complètement dénudée, rouge, très-douloureuse à l'air; sur la face dorsale squames sèches; les ongles ne tiennent plus; il en a perdu un il y a quelques jours. Chute des poils du pubis, et un peu des cheveux. Les jambes sont couvertes de squames sèches et larges; sur le pied les lamelles exfoliées sont épaisses et, par places, disposées en plusieurs couches, les ongles des pieds sont mobiles aussi. Sur le tronc squames sèches, foliacées, surtout en arrière; sur la poitrine les squames n'existent que par places, et les points dépourvus de squames présentent une rougeur assez vive. Sur les bras squames foliacées, adhérentes par un de leurs bords, imbriquées; dans les aisselles, croûtes granulées grosses comme des pois, formant comme une couche fissurée. Toutes ces squames et croûtes se détachent facilement sans douleur. Démangeaisons toujours assez fortes. Au sacrum, autour de l'anus, et à la partie postérieure du cou, légères excoriations. Il dort bien, ne tousse pas, n'a ni albuminurie, ni diarrhée. Il est dégoûté du lait. Potages gras; œufs et lait. Soir, T. 38,8.

Le 3. P. 92, T. 38. A bien mieux mangé hier, et se trouvait plus à l'aise. Les lèvres ont saigné assez abondamment, et même un peu de sang a coulé par le nez en se mouchant; les lèvres sont couvertes de sang concrété. Enduit pseudo-membraneux sous la langue. Il ne peut ouvrir la bouche pour montrer sa gorge. Incision d'un petit abcès sous-cutané de la cuisse droite. Soir, T. 38,8.

Le 4. P. 88, T. 37,2. Mieux, mange assez bien. Soir, P. 108, T. 39,2.

Le 5. P. 116, T. 38,8. Soir, T. 39,2.

Le 6. P. 90, T. 37,8. Les lèvres et le tour des yeux saignent toujours très-facilement. Desquamation foliacée par lamelles de 5 à 6 centim., adhérentes par leur centre; rougeur de la peau. Il dort bien; hier il a eu de la diarrhée; depuis deux ou trois jours on n'avait pas mis d'eau de chaux dans son lait. Poudre de ratanhia sur les lèvres. Soir, P. 116, T. 39,8.

Le 7. P. 100, T. 37,8. Sur la poitrine, où il s'est gratté, surface rouge suintante. Sur le dos de chaque main on trouve une surface érosive large comme une pièce de 50 centimes, recouverte par un épiderme non adhérent, qu'on ne peut réellement pas regarder comme une trace de bulle. Il n'y a encore que deux ongles de tombés. La diarrhée est arrêtée. Soir, P. 112, T. 39,4.

Le 8. P. 88, T. 37. Les lèvres saignent beaucoup moins; encore léger enduit grisâtre sous la langue. La face supérieure de la langue rouge présente quelques fissures peu profondes. La gorge est nette; trois selles hier, la dernière en diarrhée. (Julep bismuth 2 gr., teint. canelle 5 gr.) Soir, P. 112, T. 39,1. Au milieu de la plaque excoriée du sacrum, une eschare noire de la largeur d'une pièce de 5 francs. Poudre de quinquina.

Le 9. P. 92, T. 37,2. Deux selles diarrhéiques peu abondantes. A bien mangé, bien dormi. Soir, P. 116, T. 39,6.

Le 10. P. 84, T. 37,1. Une seule selle en diarrhée. L'eschare grandit. Soir, P. 112, T. 39,6.

Le 11. P. 88, T. 37°. Il ne reste plus d'enduit de la bouche. Très-légère excoriation de la face inférieure de la langue. Soir, P. 104, T. 39.

Le 12. P. 96, T. 37,6. La figure est toujours rouge, avec une sorte d'induration de la peau qui semble comme tiraillée. En effet, la paupière inférieure est toujours un peu tirée de manière à constituer un léger degré d'ectropion, et la conjonctive palpébrale exposée à l'air est rouge. Panser la figure avec : glycérolé d'amidon 50 gr., ac. tartrique 2 gr. L'eschare du sacrum a grandi; il commence à s'en former aussi au milieu des excoriations trochantériennes, et il s'est produit des excoriations dans le dos au niveau de la partie interne de l'épine scapulaire; celle du cou s'élargit. Les squames sont toujours foliacées, larges de 4, 6, 8 cent., hautes de 4 ou 5, complètement

sèches sur les membres, laissant à nu sur le tronc, quand on les soulève, une surface rouge, couverte d'un épiderme tellement mince,
qu'elle semble érosive. Sur la poitrine, où le malade se gratte depuis
quelques jours, elles sont, par place, plus épaisses et mélangées de
croûtes. Il y a toujours des croûtes assez épaisses sous les aisselles.
Partout les lamelles sont imbriquées, dans le dos transversalement à
bord inférieur adhérent, au niveau des omoplates obliques à bord in-
féro-interne adhérent, sur les bras transversalement à bord inférieur
libre. Par places, c'est un véritable état feuilleté, par superposition de
plusieurs lamelles. Supprimer le sulf. quin.; 1 c. café, sol. arséniate de
soude à un millième. Soir, T. 39,8.

Le 13. P. 92, T. 37,6. La figure est mieux, la peau paraît plus souple, moins tendue. L'eschare du sacrum commence à se détacher; elle
a 8 cent. sur 5. Il mange bien et n'a pas de diarrhée. Il dort bien, mais
parle toujours beaucoup en dormant. Soir, P. 116. T. 39,6.

Le 14. P. 96, T. 37,4. Une selle en diarrhée. La peau de la figure
s'est adoucie sous le glycérolé. Soir, P. 104, T. 38,8.

Le 15. P. 88, T. 37,2. Soir, P. 120, T. 40.

Le 16. P. 92, T. 37. Excoriations au niveau de l'épine iliaque postérieure et supérieure. Sur les bras, qui sont pansés avec le liniment
oléo-calcaire, les squames sont minces et peu consistantes, mais toujours imbriquées, à bord inférieur libre. La paume des mains est dénudée, rouge. Il ne reste plus d'ongles aux mains. Sur les jambes, qui
ont toujours été pansées avec la poudre d'amidon, les lamelles sont
très-sèches, minces, larges, à bord inférieur libre, et présentent un
aspect feuilleté très-marqué; sur le dos d'un des pieds, une seule lamelle recouvre la moitié du pied; il ne reste plus que quelques ongles, et encore ils ne tiennent plus à la matrice unguéale, mais constituent, avec l'épiderme voisin, une sorte de doigt de gant autour de
l'orteil. Les pieds et la moitié inférieure des jambes présentent un
œdème assez accusé, depuis une semaine environ. Hydarthrose des
deux genoux depuis deux ou trois jours. Soir, T. 39,8.

Le 17. P. 84, T. 37,4. N'a plus de diarrhée du tout. Soir, T. 39,8.

Le 18. P. 96, T. 38. Soir, P. 112, T. 39.

Le 19. T. 37. Œdème de la face. Soir, T. 40.

Le 20. P. 96, T. 37,3. Pas d'albumine ni de sucre. L'eschare est
presque complètement détachée, et la plaie environnante est rosée. Il
mange toujours bien et n'a pas de diarrhée. Soir, T. 39,6.

Le 21. P. 84, T. 37,1. Soir, P. 120, T. 39,8.

Le 22. P. 96, T. 37,8. L'eschare du sacrum est détachée, la plaie a bon aspect, sur un petit point on sent le sacrum à nu. Les ulcérations scapulaires sont améliorées et très-superficielles. Il s'est produit des excoriations aux deux talons, ainsi qu'au coude gauche. La face est complètement nettoyée, lisse, la peau y est souple, il ne reste plus trace du sourcil gauche. Les yeux se ferment assez bien, et la conjonctive n'est plus rouge. La poitrine, pansée au glycérolé tartrique, et le ventre, la verge et le scrotum, saupoudrés d'amidon, sont lisses, rosés, souples, revêtus par places seulement de squames larges et très-minces. Il ne reste plus de poils au pubis depuis quelques jours.

Sur les bras pansés au liniment oléo-calcaire, squames minces (moins que sur la poitrine); œdème tout autour du coude gauche. Dans les aisselles, il n'y a plus de croûtes épaisses, mais bien des squames comme sur le reste du corps.

Sur le dos (poudre d'amidon) squames minces, larges, modérément abondantes. Les membres inférieurs, pansés de même, sont couverts dans toute leur étendue de nombreuses lamelles minces, très-larges, ayant jusqu'à 10 et 15 centimètres sur plusieurs couches d'épaisseur (aspect feuilleté, très-marqué). L'œdème y est moins prononcé, ainsi que les hydarthroses. L'abcès de la cuisse droite se rouvre et donne un pus rougeâtre, bien lié, assez abondant. Soir, P. 104. T. 38°2.

Le 23. P. 88. T. 37,8. Les petites ulcérations des épines iliaques postérieures, présentent des eschares très-superficielles. A la face inférieure de la langue, on voit encore une très-légère érosion ; la figure est légèrement œdémateuse ; les cheveux sont tous détachés du cuir chevelu ; ils forment, avec les squames, une calotte appliquée sur la tête, mais facile à soulever. Soir, P. 104. T. 38,2.

Le 24. P. 88. T. 37. Soir, 38,4.

Le 25. P. 84. T. 36,8. Sur la poitrine, on ne voit pas de squames séparées, mais une surface parcheminée ; l'épiderme semble n'être plus qu'à moitié adhérent, et présente des sillons parallèles, écartés de 1 à 2 millimètres, dus probablement à la disposition des glandes. Soir, 120. T. 38,6

Le 26. P. 88. T. 36,4. La main gauche est œdématiée. Soir, 38,2.

Le 27. P. 96. T. 37,8. Hier on l'a descendu au jardin sur un brancard, et il a dormi la nuit complète, ce qui ne lui arrivait guère depuis le début. Soir, 38,6.

Le 28. P. 100. T. 37,6. Sur le dos, desquamation plus abondante ; sur plusieurs points, deux couches de lamelles, plus minces qu'autrefois. Sur la poitrine et le ventre, l'épiderme se desquame par lambeaux minces, irréguliers, larges de 3, 6, 8 centimètres. Il a très-bien dormi. Soir, P. 108. T. 38,4

Le 29. P. 100. T. 36,5. Soir, P. 112. T. 38,4. Le froid a empêché de le sortir.

Le 30. P. 88. T. 36,8. La plaie du sacrum bourgeonne activement et est presque à niveau. Les deux eschares, situées au niveau des épines iliaques postérieures et supérieures, sont presque complètement détachées. Soir, T. 38,1.

1er mai. P. 92. T. 36,6. Il a toujours plutôt de la tendance à là constipation ; 2 cuillerées de solution arsénicale. Soir, T. 39.

Le 2. P. 90. T. 37,2. Incision de deux abcès, sous-cutanés, l'un au-devant du pubis, l'autre dans le pli inguinal gauche, plus volumineux, contenant trois ou quatre cuillerées d'un pus rougeâtre. Les jambes sont moins œdématiées, toujours recouvertes de squames foliacées, larges, sèches ; les hydarthroses ont diminué, les ulcérations des talons ont meilleur aspect. Sur le dos et la poitrine, squames foliacées plus abondantes depuis deux ou trois jours, imbriquées. Soir, P. 96. T. 37,4.

Le 3. T. 37,4. Soir, T. 38°.

Le 4. T. 37,6. Soir, T. 39°.

Le 5. T. 36,8. Soir, T. 38,8.

Le 6. T. 37,4. Soir. T. 38,6. Pas de sucre ni d'albumine, squames moins larges et bien plus minces sur tout le tronc, les yeux se ferment mieux, les conjonctives sont moins rouges, quelques poils des sourcils et quelques cils ont repoussé. Poudre d'amidon sur les bras.

Le 7. T. 36,6. Soir, T. 39°.

Le 8. T. 36,8. Soir, T. 38,4.

Le 9. T. 37°. Soir, T. 39,1.

Le 10. T. 37,4. Soir, T. 38,6.

Le 11. T. 37,5. Les abcès de la région inguinale sont presque cicatrisés. Les plaies sacro-iliaques bourgeonnent activement, et leur fond est presque à niveau. Il reste encore un petit lambeau mortifié dans chacune des plaies iliaques. Sur les jambes, les squames sont toujours larges, minces, imbriquées. Ulcération allongée à la partie externe et moyenne de chaque jambe. Sur le dos, un peu de suintement dû au grattage. Les cils et les sourcils repoussent bien, les paupières se ferment presque complètement, il reste à peine un léger ectropion de la paupière inférieure. Soir, T. 38,6.

Le 12. T. 37°. Mange toujours très-bien, et ne va à la selle qu'avec des lavements. Il semble, nous fait remarquer M. Vidal, que la production excessive de l'épiderme fasse une sorte de révulsion sur les sécrétions intestinales. Soir, T. 38,2.

Le 13. T. 36,6. Soir, T. 38,2.

Le 14. T. 37,6. Soir, T. 39°.

Le 15. T. 37,6. La constipation persiste. Petite centaurée, eau de Spa. Soir, T. 38,2.

Le 16. T. 37,5. Soir, T. 38,6.

Le 17. T. 37,5. Soir, T. 38,2.

Le 18. T. 38,2. Sur le dos, desquamation par petits lambeaux; les petites eschares iliaques se détachent. Sur la poitrine desquamation fine, presque furfuracée; sur les bras, les lamelles sont aussi moins abondantes et moins larges. Le coude gauche n'est plus œdématié, et l'ulcération qui s'y était produite se cicatrise bien. La paume des mains, presque saine, ne présente que quelques squames étroites; depuis une quinzaine, on remarque sur les matrices unguéales une couche cornée très-mince, encore un peu molle. Une partie de la tête est complètement dénudée, et recouverte ainsi que la face de quelques squames fines. Sur les jambes, les squames sont toujours larges de plusieurs centimètres et minces, mais moins abondantes et imbriquées seulement sur les pieds. Le pied gauche présente encore un peu d'œdème; les ulcérations des mollets et des talons sont en bonne voie, les ongles de plusieurs orteils sont encore retenus par leur continuité avec l'épiderme. L'appétit est toujours excellent. Soir, T. 39°.

Le 19. T. 37. Depuis trois jours, une garde-robe normale spontanée. Soir, T. 39,2.

Le 20. T. 37°. Soir, T. 38,6.

Le 21. T. 37,8, orgeolet. Soir, P. 120. T. 39,3. S'est levé une heure; légère épistaxis.

Le 22. P. 104. T. 38°. Soir, P. 128. T. 39,3. Ne s'est pas levé.

Le 23. P. 96. T. 37,6. Soir, P. 120. T. 39,1.

Le 24. T. 37,5. Les squames n'ont plus que 2 à 3 millimètres sur le corps, 5 ou 6 sur les jambes, et elles sont disséminées. En détachant l'épiderme des orteils, on trouve les ongles plus avancés qu'aux mains. Soir, P. 120. T. 38,8.

Le 25. P. 96. T. 37,3. Soir, P. 112. T. 38,4.

Le 26. P. 96. T. 37,3. Soir, P. 120. T. 38,4.

Le 27. P. 100. T. 37,8. Soir, T. 38,6.

Le 28. P. 100. T. 37,8. Soir, T. 39°.

Le 29. P. 100. T. 37,5. Une selle en diarrhée. Soir, T. 39,5.

Le 30. T. 38,2. La diarrhée n'a pas continué. Soir, T. 39,8. Il est descendu au jardin une heure, et a pu faire quelques pas en se faisant soutenir. Ce soir il a un peu de malaise, et se plaint de chaleur. Il a peu mangé. Les paupières se ferment bien, ne sont plus rouges.

Le 31. T. 38°. Cesser le glycérolé sur la figure qui est lisse. Soir, 39,4.

1er juin. T. 38,4. Toujours squames pityriasiques disséminées ; la peau est grisâtre. Les plaies du sacrum bourgeonnent activement au point qu'il faut les cautériser tous les deux jours depuis quinze jours. Supprimer l'arsenic. V.qquina. Soir, T. 39,6.

Le 2. T. 38°. Soir, T. 40.

Le 3. T. 37,6. Soir, 38° Sent bien qu'il n'a pas de chaleur comme les autres soirs.

Le 4. T. 37,6. Soir. T. 38,6.

Le 5. T. 38,3. Soir, T. 38,8.

Le 6. T. 37,4. Soir, T. 38,8.

Le 7. T. 37°. Soir, T. 38,2.

Le 8. T. 38°. La face est lisse, sans squames, la peau blanche. Sur le crâne on voit un duvet évident qui a déjà plusieurs millimètres de longueur. Sur le reste du corps, la peau reste grise et par places présente de petites squames lenticulaires blanchâtres adhérentes. De plus, il faut signaler des traînées blanches sur la poitrine, d'aspect cicatriciel, et paraissant dues au grattage. Sur le dos, il y a encore plusieurs croûtes recouvrant des ulcérations en voie de guérison ; de même aux trochanters. Soir, 39°.

Le 9. T. 37°. Soir, 38,9.

Le 10. T. 36,8. Soir, T. 39,2.

Le 11. T. 37°. Soir, T. 38,2.

Le 12. T. 36,8. Soir, T. 37,4.

Le 13. T. 37°. Soir, T. 38,2.

Le 14. T. 36,8. Soir, T. 37,4.

Le 15. T. 37,5. Soir, T. 38°.

Le 16. T. 37,2. A pu marcher sans aide hier. Soir, 37,6.

Le 17. T. 37,4. Soir, T. 37,8.

Le 18. T. 37,2. Depuis une quinzaine seulement les démangeaisons ont complètement disparu. Soir, 38,4.

Le 19. T. 37,4. Soir, T. 38°.

Le 20. T. 37,2. Soir, T. 38°.

Le 21. T. 36,8. Soir, 38°.

Le 22. T. 37,1. Depuis trois jours les plaies des jambes qui restaient stationnaires, ont été pansées avec une solution de chloral à peine au centième, et avant hier le pansement a été recouvert de taffetas gommé. Hier la jambe était très-rouge, et le siége d'un suintement abondant ; on supprima le taffetas gommé, et le suintement diminua. On constate encore cependant une rougeur vive, luisante, de la jambe, et par places de nombreuses gouttelettes d'un liquide limpide, sans vésicules apparentes ; le linge de pansement est grisâtre et assez fortement empesé. Les plaies ont, du reste, meilleur aspect, et sont plus étroites.

Repos au lit. Cesser le chloral. Glycérolé d'amidon sur les plaies. Poudre d'amidon sur la jambe. Soir, 38,8.

Le 23. 37°. Suintement assez abondant. Soir, 120 ; 39,6. Palpitations fortes. Malaise depuis une demi-heure qui l'a pris pendant son dîner.

Le 24. 37,6. Moins de suintement. Soir, 39,2.

Le 25. 37,6. La fièvre a duré hier et avant-hier jusque huit ou neuf heures, toujours sans frisson ni sueurs ; il dort bien. Sur la peau du ventre et un peu sur les cuisses, on remarque que la teinte grise qui paraissait à peu près uniforme se présente maintenant sous un aspect tacheté, très-accusé, taches irrégulières de 3 à 4 millimètres de large, assez foncées, disposées sur un fond plus clair. Soir, 38,8.

Le 26. 37,2. Soir, 38,7.

Le 27. 37,6. Soir, 38,7.

Le 28. 37,2. Soir, 38,6.

Le 29. 37,2. L'aspect tigré persiste, augmente même ; les taches sont très-foncées, et le fond présente aussi une pigmentation plus forte qu'avant la maladie. Il nous dit qu'il avait la peau très-blanche. Soir, 37,6.

Le 30. 37,2. Moins de suintement des jambes. Les plaies du sacrum se rétrécissent tous les jours. Soir, 38,4.

1er juillet. 37,2. Tous les soirs l'élévation de température est accompagnée d'un très-léger malaise, et il mange avec moins d'appétit qu'au déjeuner. Cette fièvre dure depuis quatre ou cinq heures jusqu'à neuf. Depuis quelques jours les démangeaisons qui avaient cessé depuis longtemps ont reparu assez fortes. Y a-t-il simple coïncidence ou relation plus intime entre ce phénomène et la production des taches pigmentaires ? Les cheveux poussent activement. Soir, 38,8.

Le 2. 37,2. Soir, P. 120. T. 40° ; la température extérieure est très-élevée et le malade n'a pu descendre au jardin. Il ne se plaint du reste de rien que d'envies incessantes d'uriner depuis une heure ou deux, et il n'a pas mangé ce soir.

Le 3. 37,1. Il a uriné trois litres en quinze heures. Il a bien dormi, et se trouve bien ce matin ; depuis trois ou quatre jours il s'est reproduit une desquamation pityriasique sur la figure et le bras droit. Les jambes qui étaient hier matin couvertes de nombreuses croûtes jaunes, et qu'on a pansées au glycérolé tartrique sont presque nettoyées ce matin. — V. gent. au lieu de v. qq. Soir, 38,8.

Le 4. 37°. 3 litres d'urine depuis hier matin. Pas de sucre ni d'albumine. Soir, 38,1. Est descendu au jardin. Pas d'appétit ce soir ; mange très-bien le matin.

Le 5. 37. 3 litres. Soir, 37,8. Pas d'appétit.

Le 6. 37,1. 2 litres. Soir, 37,8.

Le 7· 37,1. Soir, 38,3.

Le 8. 37,3. Soir, 38,8.

Le 9. 37,1. Les jambes sont sèches, presque guéries. Soir, 38,8.

Le 10. 37,2. Soir, 38,4.

Le 11. 37°. Soir, 38,2.

Le 12. 36,6. La plaie du cou est cicatrisée. Soir, 37,8.

Le 13. 36,8. Soir, 38°.

Le 14. 37°. Est descendu seul au jardin hier. Soir 38,3. Toujours peu d'appétit le soir.

Le 15. 37,2. Soir, 38,4.

Le 16. 37,3. Soir, 38°.

Le 17. 36,8. Pas d'appétit depuis deux jours; langue blanche. Soir, 37,6.

Le 18. 36,8. Même état. Un verre Sedlitz. Soir, 37,6.

Le 19. 37,3. A bien mangé hier. Soir, 38,2.

Le 20. 36,9. Soir, 37,6.

Le 21. 36,8. Soir, 37,2.

Le 22. 36,9. Resté levé toute la journée. Soir, 37,4.

Le 23. 36,8. L'appétit est bon depuis la purgation. Il pèse 49 kilos avec ses vêtements ; il pesait 64 kilos en janvier. Il a du reste notablement engraissé depuis un mois. Les plaies de la région sacrée restent stationnaires. Styrax. Soir, 36,9.

Le 24. 36,5. Soir, 37,2.

Le 25. 36,8. Soir, 37,8.

Le 26. 37°. Soir, 37,6.

Le 27. 36,8. Soir, 37,4.

Le 28. 36,8. La grande plaie du sacrum s'est un peu rétrécie, les petites sont guéries; il persiste de petites ulcérations sur les jambes. Desquamation furfuracée à la paume des mains et à la plante des pieds. Les cheveux repoussent bien, mais très-minces. Soir, 37,6.

Le 31. 36,4. Soir, 37,2 (1).

1ᵉʳ août. 36,4. Soir, 37,2.

Le 2. 36,6. Soir, 37,2.

Le 3. 36,3. Il a eu une défaillance hier soir, mais est revenu facilement à lui dès qu'il a été couché. Les plaies suppurent beaucoup ; on cesse le styrax. Soir, 37,2.

Le 4. Rougeur intense, comme érysipélateuse de toute la région fessière, surtout autour de la plaie. Lotions d'eau tiède, poudre d'amidon.

Le 7. La plaie sacrée reste stationnaire, mais elle a bon aspect, moins de suintement.

Le 10. Depuis quelques jours il se plaint de ne pouvoir remuer le gros orteil droit qui retombe dans la demi-flexion, et qu'il ne peut étendre volontairement.

Le 15. Il se lève, marche assez facilement ; les diverses ulcérations se rétrécissent ; les cheveux sont toujours très-fins, la coloration des téguments persiste.

Le 17. La plaie sacrée est large comme une pièce de 50 centimes ;

Le gros orteil est toujours demi-fléchi, immobile, mais la paralysie ne porte que sur le mouvement. M. d'Heilly veut le faire électriser, mais le malade s'y refuse à plusieurs reprises. La face palmaire des mains est d'un rose tendre, recouverte d'une légère desquamation, et au niveau des plis articulaires il y a de petites fissures. Le malade se lève presque toute la journée et mange presque avec voracité. Maniluves avec eau légèrement alcoolisée.

Le 20. La région fessière s'enflamme de nouveau et présente de nombreuses ulcérations superficielles petites qui donnent un suintement assez abondant. Lotions avec vin aromatique, poudre d'amidon.

Le 21. Moins enflammée, mais encore rouge, la région fessière est encore le siége de suintement, et d'un prurit assez vif. La cicatrisation y est stationnaire ainsi que sur les jambes. Sous le talon gauche une large bulle remplie d'un liquide purulent ; desquamation furfuracée très-abondante des pieds. Les ongles sont très-volumineux, jaunâtres, formés de plusieurs couches cornées irrégulièrement superposées, et ne sont que peu adhérents ; au-dessous de l'un d'eux on voit la matrice rosée, régulière.

Le 23. La bulle s'est rompue.

(1) L'observation a été continuée jusqu'au 15 septembre par M. Fesq, externe du service, que je veux remercier ici de son obligeance.

Le 25. Amygdalite qui guérit rapidement. Sur les mains, surtout au niveau des plis articulaires, et à la face palmaire des doigts, on voit de petites collections purulentes aplaties. Cat. de fécule.

1er septembre. Les jambes et les fesses sont en meilleur état. Glycérine et poudre.

Le 17. Les mains sont recouvertes en grande partie de squames grisâtres sèches, surtout à la face palmaire où sur deux ou trois points elles sont soulevées par une petite collection purulente aplatie. Les taches pigmentaires sont moins apparentes ; au sacrum une petite plaie rebelle à la cicatrisation, et tout autour de petites croûtes jaunes recouvrent des ulcérations superficielles. Il reste levé toute la journée, a très-bon appetit, et n'a plus jamais de fièvre. La paralysie persiste, et est même plus étendue qu'on ne l'a signalé plus haut. Il nous apprend, en effet, qu'étant sorti en permission le 1er septembre, il s'est aperçu qu'il était plus faible de la jambe droite. Aujourd'hui, il traîne légèrement cette jambe et a plus de difficulté à se tenir debout sur elle seule que sur la gauche. Le gros orteil retombe dans une demi-flexion, dès qu'on cesse de l'étendre artificiellement, et le malade est incapable de le relever volontairement; l'extension des autres orteils et du pied tout entier est bien moins énergique qu'à gauche. Le muscle pédieux se contracte bien, l'extension de la première phalange du pouce peut en effet se faire assez bien, tandis que la deuxième reste immobile. Les péroniers se contractent bien. En somme, la paralysie est complète pour l'extenseur propre, incomplète pour l'extenseur commun et le jambier antérieur. La contractilité électrique est de même très-affaiblie pour ces deux derniers muscles, presque nulle pour l'extenseur propre. Tous les modes de sensibilité sont conservés sur les différents points de la jambe.

E. goudron ; 1 c. sol. arsenicale. Sur le sacrum poudre de bismuth.

Le 28. Tous les deux jours électrisation des muscles de la région tibiale antérieure. Il pèse 56 kil.

2 octobre. Il se sent plus fort de la jambe droite et la traîne moins. Il peut relever un peu le gros orteil. Les plaies du sacrum sont complètement cicatrisées.

Le 23. Le malade ne boite plus, l'extenseur commun et le tibial antérieur paraissent se contracter à peu près comme leurs congénères, seul l'extenseur propre a à peine gagné ; c'est à peine si le malade peut le contracter volontairement, et l'électricité le fait contracter très-faiblement;

A sa sortie, le 24 octobre on ne constatait plus comme vestige de la desquamation que des squames furfuracées dans la paume des mains et de la plante des pieds, reposant sur un épiderme très-fin, lisse, rosé. Les ongles sont normaux sauf quelques-uns qui sont encore épaissis et rugueux. Les cheveux et les poils ont complètement repoussé, ils sont seulement un peu minces. L'épiderme de presque tout le corps est lisse et fin, mais présente encore des taches pigmentaires bien marquées. Son état général est très-bon, toutes les plaies sont cicatrisées ; quant au souffle mitral il n'en reste plus trace.

Le 15 janvier 1875, ce malade m'a écrit qu'il ne restait plus trace de desquamation, que ses mains et ses pieds étaient bien guéris. Les ongles et les cheveux sont en bon état, sa peau a beaucoup blanchi depuis sa sortie de l'hôpital, et blanchit tous les jours ; on ne voit presque plus de taches brunes. La jambe droite est aussi forte que la gauche, et son gros orteil « marche tout comme l'autre. » Il pèse 59 kil. et se sent presque aussi fort qu'avant sa maladie.

Ainsi, nous avions affaire à un homme jeune, bien portant ordinairement, vigoureux, ayant eu dans son enfance quelques manifestations scrofuleuses peu graves, ou peut-être herpétiques, n'ayant jamais présenté d'autre affection cutanée, et dont les parents, à sa connaissance du moins, étaient exempts de maladie de peau. Ce jeune homme habitait Paris depuis trois ans ; il était assez bien logé, bien nourri, mais buvait une assez grande quantité de liquides alcooliques, enfin il travaillait, depuis son arrivée à Paris, au même métier qui consistait à laver des intestins, par conséquent à garder les mains et les bras dans l'eau une grande partie de la journée. Ces deux dernières circonstances, relatives à son régime alimentaire et à sa profession, étaient les seules qui présentassent une certaine importance étiologique.

Cet homme arrivait à l'hôpital au quinzième jour de sa maladie, il était alité depuis quatre jours. Sur le début de son affection on n'avait que les renseignements qu'il donnait, et l'hypothèse la plus vraisemblable était celle d'un eczéma, en même temps que la recrudescence fébrile existant depuis quatre jours et l'aspect d'une partie de la

figure devaient imposer l'idée d'un érysipèle de la face,
comme nous l'avions cru à la consultation en ne voyant
que la tête. Ces considérations devaient nous amener à
penser à l'eczéma rubrum, qui, débutant aussi sur plusieurs points du corps simultanément, peut l'envahir
presque tout entier, et qui souvent prend l'apparence de
l'érysipèle; mais dans ce cas on constate des vésicules ou
une desquamation furfuracée qui les remplace, mais
encore les phénomènes généraux cessent ordinairement
au moment de l'éruption.

Du reste, dès le lendemain, l'aspect érysipélateux avait
disparu et la face tendait à prendre le même aspect que
le reste du corps, c'est-à-dire que dès lors l'éruption était
principalement caractérisée par une desquamation abondante. C'était là ce qui devait former l'élément essentiel
de l'affection; les autres aspects, tels que suintement,
érosions, apparence phlycténoïde, croûtes, n'étaient que
secondaires, et devaient être rapportés soit à une cause
accidentelle et locale, telle que l'épaisseur de l'épiderme
des mains et des pieds, soit à une cause externe, le
grattage. On sait que c'est à cette dernière cause que
M. Bazin attribue l'existence de suintement et de croûtes
dans des affections, dont la nature est d'être sèche, telles
que le pityriasis rubra herpétique, où, dit-il, les démangeaisons atroces sont la cause de rougeur et de suintement. Cependant, nous devons signaler un fait qui parle-
rait en faveur de la nature eczémateuse de l'affection à
son début, c'est l'état pointillé de la bouche et de la
gorge, cette rougeur avait été assez forte pour que
M. Vidal ait pu penser un instant à la scarlatine.

En résumé, nous nous trouvions en présence d'une
affection qui se présentait sous un aspect un peu différent
sur divers points, mais dont le caractère principal était
l'exfoliation épidermique généralisée, et ce caractère ne

fit qu'augmenter pendant les semaines suivantes , en même temps que la chute de tous les phanères sans exception , ongles et poils, les lésions superficielles de la muqueuse buccale venaient démontrer que c'était bien le système épidermique lui-même qui était malade; toutefois , nous ne voulons pas qu'on exagère notre pensée, et qu'on croie que nous admettons une affection propre des cellules épidermiques, et nous rappellerons de suite que l'inflammation du derme y a joué un rôle très-évident révélé par la rougeur de la peau, les ulcérations et même la gangrène de certaines parties , et que l'inflammation s'est même propagée au tissu cellulaire sous-cutané, où il s'est formé plusieurs abcès. On pourrait admettre, plus exactement peut-être, que c'était une affection du derme. considéré surtout comme organe producteur de l'épiderme,

Ce fait, on peut le voir, ne rentrait nullement dans une des affections squameuses décrites par nos dermatologistes; nous avons alors cherché de quelles maladies il se rapprochait le plus, et essayé de déterminer quelles différences ne permettaient pas de le ranger sous un titre déjà accepté. Or, s'il existe en dermatologie un certain nombre de types bien dessinés, bien déterminés, et dont on retrouve fréquemment les caractères en clinique, on voit aussi certains cas moins franchement tranchés, ou qui empiètent sur deux genres distincts. C'est ce qui a fait admettre à M. Devergie, des formes composées qui, si elles sont moins séduisantes au premier abord que les divisions nettes tracées dans le Traité des affections génériques, ont du moins l'avantage d'être complètement vraies dans certains cas. C'est encore ce fait qui explique comment de savants médecins également expérimentés ont pu attribuer un même nom à des affections diverses, et au contraire donner des noms très-différents à un même cas, ainsi que nous le verrons tout à l'heure, notamment en parlant du pityriasis rubra, du pemphigus foliacé, de l'herpétide exfoliatrice.

Voyons donc quelles sont les affections que nous pouvons comparer à notre observation, et cherchons si nous pourrons trouver une description qui s'en rapproche suffisamment. Était-ce un psoriasis généralisé, un psoriasis scarlatiniforme, un pemphigus foliacé, une herpétide exfoliatrice aiguë, un pityriasis rubra, idiopathique ou herpétique ? Était-ce l'affection toute spéciale décrite par Devergie, sous le nom de *pityriasis rubra* ? Ou bien devions-nous imiter l'exemple donné par Wilson, nous contenter de décrire l'affection, et, la rapprochant de quelques observations plus ou moins semblables, tâcher d'en tirer quelques conclusions qui puissent servir à nos successeurs. Cette réserve nous a paru bien plus sage que d'imposer à ces cas un nom qui ne leur conviendrait qu'imparfaitement, et c'est pour ce motif, que nous avons emprunté à l'auteur anglais le mot de *dermatite exfoliatrice*. D'autre part, cette dénomination peut être assez large pour s'appliquer aux cas assez divers que nous avons l'intention d'étudier. Mais nous devons d'abord donner les raisons qui nous ont fait repousser tous les noms énumérés plus haut, et qui conviendraient sous certains rapports à notre observation.

Le *psoriasis généralisé*, décrit par M. Hardy, est une affection très-rare et toujours grave, caractérisée par des squames plus larges, plus minces, moins adhérentes et moins imbriquées que celles du psoriasis ordinaire, et même par des lames dont les dimensions rappellent quelquefois celles de la scarlatine; la peau sous-jacente a une rougeur moins vive, et est moins épaissie que dans le psoriasis ordinaire, elle est souvent ridée. Les démangeaisons et cuissons sont quelquefois plus intenses que dans les autres formes. Certes, cette description succincte donnée par le savant professeur, présente de nombreux points de contact avec les phénomènes observés chez P... Nous signalerons principalement la largeur, la minceur, l'adhérence moindre des squames; M. Hardy va même jusqu'à comparer ces lamelles aux exfoliations de la scarlatine, il remarque aussi l'existence de démangeaisons et de cuissons qui expliquent les excoriations, le suintement si rares dans le psoriasis. Mais, nous trouvons une différence considérable dans la généralisation de l'éruption, dans la disposition des lamelles exfoliées, dont l'imbrication était si remarquable chez notre malade, et surtout dans le degré d'inflammation de la peau qui existait à un très-haut point chez lui, tandis que dans le psoriasis généralisé la rougeur serait même moindre que dans le psoriasis ordinaire.

M. Bazin décrit un *psoriasis scarlatiniforme*, variété assez rare, à marche souvent aiguë et de nature arthritique, et qui est remarquable par la largeur des plaques épidermiques exfoliées semblables à celles de la scarlatine, l'épaississement et la rougeur de la peau sous-jacente, mais cette affection est toujours limitée, et présente certains siéges de prédilection, paume des mains, plante des pieds, racine des cheveux, organes génitaux ; et ailleurs, à propos du psoriasis herpétique, M. Bazin dit expressément qu'il n'y a pas de psoriasis général à proprement parler, et même que, dans les cas où le psoriasis est répandu sur un grand nombre de régions, le plus souvent les éléments du psoriasis sont plus ou moins modifiés, et l'on a affaire à une herpétide exfoliatrice. Nous aurons à revenir plus bas sur cette dernière affection.

La forme aiguë primitive est-elle favorable à l'idée d'un psoriasis?

Ni M. Hardy, ni M. Bazin ne se prononcent sur l'existence d'une forme aiguë primitive. M. Devergie admet

que le psoriasis aigu peut, dans quelques cas rares, être
primitif. Nous ne voulons pas insister sur un fait peu
important en réalité. La généralisation est un caractère
dont la valeur est bien plus grande. On sait que M. Hardy
signale le défaut de généralisation des dartres comme un
élément de diagnostic avec certaines affections, le pemphigus par exemple; or pour lui, le psoriasis est toujours
dartreux, il serait donc conduit à éliminer notre observation de la catégorie des dartres, et à rejeter pour elle
le nom de psoriasis. M. Bazin, au contraire, admet que
la généralisation est un caractère, qui peut servir à différencier une éruption herpétique, d'une affection arthritique; mais comme M. Hardy n'admet pas cette diathèse
en tant que causant des affections cutanées particulières,
on se trouve assez embarrassé pour comparer bien des
opinions de ces deux savants médecins, faute d'un terrain
commun et souvent d'un diagnostic semblable de la lésion
élémentaire. Mais nous devons remarquer que, même pour
M. Bazin, on n'observerait la généralisation qu'à une
période avancée des herpétides ordinaires, ou dans les
herpétides pseudo-exanthématiques, qui, après avoir compris un grand nombre d'affections, sont réduites aujour-
d'hui à la roséole miliaire et à l'eczéma rubrum, noms
qui ne peuvent évidemment pas convenir à notre observation.

Nous avons déjà parlé incidemment de l'*herpétide exfoliatrice*, à propos des modifications profondes que l'on peut
observer quelquefois dans le cours d'un psoriasis, et nous
aurons à y revenir en discutant d'autres observations
(5, 6, 7). Or, dans notre cas, si cette dénomination devait
être acceptée, et nous allons voir qu'elle serait peut-être
assez justement applicable à P....., il faudrait la com-
pléter et dire herpétide exfoliatrice aiguë. Mais, avant
d'aller plus, nous devons citer l'opinion de M. Hardy,

qui refuse de discuter la nature, dartreuse ou non, de cette affection, en disant qu'elle ne peut être acceptée encore comme espèce nosologique distincte, et que sous ce nom, M. Bazin a compris soit un pemphigus foliacé, soit une période avancée d'un eczéma, soit un lichen ancien et invétéré. Suivant M. Bazin, l'herpétide exfoliatrice est une affection de nature herpétique, remarquable par sa généralisation et par l'abondance des squames qui sont sécrétées à la surface de la peau, et dont on ne peut déterminer la lésion primitive.

Ce sont là, certes, deux opinions considérables, et on ne s'étonnera pas si nous n'avons pas la hardiesse de nous prononcer péremptoirement entre ces deux auteurs. Nous voulons présenter seulement quelques considérations qui nous paraissent démontrer l'existence distincte de cette affection, et exposer pourquoi il est difficile de comprendre le rejet si absolu de M. Hardy. Et, en effet, d'une part il peut sembler singulier que M. Bazin impose une dénomination nouvelle à un aspect secondaire de l'éruption, quand à plusieurs reprises dans ses ouvrages, et avec grande raison selon nous, il s'élève énergiquement contre la tendance de certains auteurs à admettre, par exemple, que l'eczéma se change en pityriasis, et qu'il démontre avec force combien il est plus logique de décrire l'état squameux comme troisième période de l'eczéma; on peut s'étonner, dis-je, que la difficulté de remonter à la lésion élémentaire, que l'on n'a pas vue, lui paraisse suffisante pour prendre l'aspect de la période secondaire pour base de la dénomination, car il doit reconnaître que bien souvent il est tout aussi difficile, étant donné un malade présentant une desquamation pityriasiforme, de décider si cet aspect était celui du début, ou si, au contraire, il y a eu d'abord des vésicules, et si le suintement et les croûtes qui ont précédé la période squameuse étaient dus à la rup-

ture des vésicules, et à l'exsudation spontanée, ou simplement aux grattages provoqués par la démangeaison.
Il faut, croyons-nous, pour que M. Bazin ait ainsi renoncé
à ses principes, qu'il se soit en quelque sorte senti forcer
la main par les faits cliniques qui lui montraient la nécessité de décrire à part un aspect si spécial, et nous pen--
sons qu'un des arguments les plus forts qui l'aient décidé
est fourni par les cas où l'affection se montre d'emblée
avec ses caractères particuliers, et où la desquamation n'a
pas été précédée d'une lésion élémentaire particulière, cas
rares il est vrai, et qui ne se rencontreraient guère,
d'après M. Guibout (1), que chez des malades en proie à un
mauvais état général, ou chez qui il suppose une quantité
anormale de poison herpétique. Cette dernière hypothèse
n'est évidemment pas démontrable, cependant, en faveur
de savraisemblance, on peut comparer les faits de syphilis
grave d'emblée, que l'on ne peut expliquer que par une
mauvaise disposition du sujet, ou par la quantité ou la
qualité du virus, à moins que l'on n'avoue de suite son
ignorance, ce qui revient à peu près au même.

Toutes ces raisons plaident fortement pour faire admettre une affection exfoliatrice; or, cette conclusion basée
sur l'importance de la desquamation excessive serait un
argument pour M. Bazin en faveur de la nature herpétique de l'affection, car il regarde la sécrétion épidermique, comme la caractéristique, le produit spécial de
l'herpétis, presque comparable à la gomme, au tubercule,
au tophus, et il ajoute même une hypothèse au sujet de
laquelle nous voulons faire beaucoup de réserves, c'est que
les affections viscérales, observées si souvent à la dernière
période de la dartre, tiennent probablement à la formation
d'un produit analogue. Citons encore une phrase de

___

(1) Leçons orales.

M. Bazin : « la température du corps est plus élevée dans l'herpétis que dans l'arthritis »; ce serait encore là un fait en faveur de la nature herpétique de la maladie de P...

Si cette question de la nature, dartreuse ou non, de l'affection reste encore en suspens, nous sommes étonné de voir que ce soit M. Hardy qui la soulève, quand il avoue que la description de M. Bazin comprend soit des cas d'eczéma à une période avancée, soit des cas de lichen ancien et invétéré, il ajoute, il est vrai, le pemphigus foliacé; nous savons, en effet, que plus d'une fois ces deux médecins ont donné le nom de pemphigus foliacé, ou celui d'herpétide exfoliatrice à un même cas. Mais, d'une part, nous avouons que l'existence du pemphigus foliacé d'emblée, et ne s'accompagnant pas de bulles franches nous paraît difficile à admettre en tant que pemphigus, et surtout nous ne comprenons pas comment M. Hardy conteste la nature dartreuse d'une affection qui ne serait souvent, d'après lui, qu'on eczéma ou un lichen invétéré, car il rapporte toujours ces deux affections à la diathèse herpétique.

Or, notre observation présente de nombreuses ressemblances avec la description donnée par M. Bazin ; généralisation de l'éruption, abondance et production incessante des squames qui sont minces et transparentes, sécheresse de la peau, prurit, amaigrissement, hydropisies. M. Bazin ne cite pas d'observation d'herpétide exfoliatrice aiguë, il ne dit même pas si l'affection peut suivre une telle marche. Il nous semble donc que, dans cet ordre d'idées, notre observation présente un certain intérêt, car on pourrait la publier sous le titre d'herpétide exfoliatrice aiguë.

Mais nous voulons laisser de côté la question de nature pour pouvoir étudier le sujet d'un point de vue plus général, et rassembler d'autres faits où la diathèse dartreuse est au moins douteuse.

Est-ce un *pemphigus foliacé?* Nous venons de voir le rapport qui existe entre cette affection et la précédente, nous pourrons donc être bref sur ce point. Car, d'une part, M. Bazin nie carrément une affection générique sans la lésion élémentaire caractéristique, et pense que M. Hardy a décrit sous ce nom soit un pityriasis rubra aigu, soit un eczéma, soit un psoriaris généralisé, soit une herpétide exfoliatrice; d'autre part, M. Hardy, tout en établissant un pemphigus foliacé d'emblée, reconnaît qu'il y a, à un moment ou à l'autre de son évolution, production de bulles. M. Guiraud seul, dans sa thèse, parle d'un malade chez qui il a vu, dit-il, l'affection débuter par un érythème papuleux, auquel a succédé un pemphigus foliacé des mieux caractérisés, et qui a pris la marche chronique, sans qu'il ait pu constater la moindre bulle sur aucune partie du corps. Plus bas, il insiste sur l'abondance de l'exfoliation, l'existence d'ulcérations superficielles qui se recouvrent rapidement d'épiderme, sur la généralisation, l'aspect de pâte feuilletée, la chute des cheveux et des sourcils. Nous pensons donc qu'il y a dans cette thèse plus d'un point qui se rapporte aux faits que nous voulons étudier, plutôt qu'à un véritable pemphigus. Pour en revenir à notre observation, nous croyons pouvoir affirmer que le soulèvement phlycténoïde de l'épiderme observé à la paume des mains et aux doigts au début, ainsi que les petites collections purulentes sous-épidermiques aplaties qui se sont produites à la fin, ne peuvent être regardés comme constituant des bulles, et, par conséquent, nous rejetons absolument le nom de pemphigus foliacé. Il semble, du reste, que tous les auteurs soient d'accord sur la difficulté du diagnostic dans des cas analogues au nôtre. Gibert regarde comme très-fréquente l'erreur qui consiste à confondre le pompholyx diutinus avec l'impétigo, le pityriasis rubra, l'ichthyose elle-même. Il cite un cas où la malade avait été traitée dans un autre hôpital pour un pityriasis rubra. Chausit fait le diagnostic entre le pemphigus foliacé et le psoriasis inveterata : dans le pemphigus foliacé, dit-il, les squames sont minces, enroulées sur elles-mêmes, détachées sur leurs bords, quelquefois imbriquées comme l'a fait remarquer Cazenave, qui compare cet aspect à la pâtisserie feuilletée. Ce diagnostic se retrouve dans la thèse de Baggio, élève de Hardy. Si donc nous rejetons le nom de pemphigus foliacé pour notre observation, nous pensons que, par contre, plusieurs des faits décrits sous cette rubrique pourraient avec avantage en être distraits, pour être rapprochés de cette observation, et étudiés d'une façon plus générale.

Était-ce un *pityriasis?* Cette question pourrait, certes, sembler singulière au premier abord quand on se rappelle l'aspect habituel du pityriasis. M. Bazin le définit une affection « caractérisée à sa période d'état par des squames minces, sèches, furfuracées ou foliacées, et siégeant sur des surfaces tégumentaires qui ne font aucune saillie appréciable, au-dessus des parties voisines, offrent une étendue plus ou moins considérable, et présentent ou non un changement dans leur coloration normale. » Mais par le mot « foliacées » Bazin entend des lamelles larges au plus comme une pièce de 50 centimes ou de 1 franc, et si Rayer parle aussi de desquamation lamelleuse sur certains points du corps dans le pityriasis, nous n'en croyons pas moins que cette dénomination appliquée à notre observation serait fort vicieuse, et que les dimensions considérables des lambeaux d'épiderme desquamés, dans ce cas et dans ceux que nous empruntons à Wilson, constituent une objection des plus sérieuses à l'emploi du terme pityriasis.

Enfin, nous trouvons encore décrit sous le nom de *pityriasis rubra* par M. Devergie une affection toute particulière qui a été le sujet de nombreuses controverses, et qui, dit-il, est la seule affection qui, avec la lèpre aiguë, puisse envahir toute la peau sans laisser d'espace sain. Le pityriasis rubra aigu généralisé de M. Bazin « qui se caractérise par une abondante exfoliation d'épiderme, par des squames larges et « foliacées et par une éruption étendue à la presque totalité du corps, » diffère certainement beaucoup des autres variétés de pityriasis, mais l'affection décrite sous ce nom par M. Devergie est tellement différente que, dans sa première édition, il l'a placée à la suite de l'eczéma, avec lequel il lui reconnaît plus de rapports qu'avec le pityriasis, et que, d'autre part, la plupart des auteurs français ont refusé d'admettre cette variété, et lui ont reproché d'avoir fait une maladie nouvelle de cas, qui devraient soit rentrer dans l'eczéma, soit être considérés comme un pemphigus chronique en voie de décroissance.

Nous ferons, néanmoins, remarquer avec M. Devergie que l'aspect d'un malade atteint de pemphigus chronique est bien différent, qu'il a la peau terne et terreuse, tandis que dans le pityriasis rubra le malade est « rouge d'écrevisse » enfin, le pronostic est ordinairement favorable dans le pityriasis, presque toujours fatal dans le pemphigus. M. Devergie pense qu'il serait plus facile de confondre avec le psoriasis aigu ; rappelons à ce propos que quelques auteurs ont signalé la confusion possible du pemphigus avec le psoriasis.

Le pityriasis rubra de Hebra présente des analogies avec celui de Devergie ; Wilson regarde même l'identité comme évidente, et Hebra lui-même pense décrire la même affection que Devergie. Cependant il nous semble que les différences entre les deux descriptions sont encore plus sensibles que les ressemblances. Pour Hebra le pityriasis rubra est caractérisé par une rougeur intense, répandue sur une large étendue de la peau, ou même générale, disparaissant sous la pression du doigt, et s'accompagnant de squames blanches fines et légèrement adhérentes ; et l'auteur allemand signale expressément l'absence d'infiltration de la peau, l'absence de fissures, de papules, de vésicules, de suintement, de démangeaisons vives et d'excoriations, le peu d'abondance de la desquamation, l'intégrité des ongles, enfin, surtout la terminaison constamment fatale dans les trois cas qu'il a observés. Devergie signale au contraire l'épaississement de la peau qui devient humide, l'abondance extrême des squames épidermiques qui deviennent de plus en plus larges, la chaleur de la peau, la démangeaison modérée, enfin, le pronostic qui est ordinairement favorable, sauf chez les personnes débilitées ou âgées, et dans le cas de complications, notamment de la transformation en pemphigus ; ce sont probablement, pour le dire en passant, les deux observations qu'il donne à l'appui de cette opinion, qui ont fait penser à d'autres dermatologistes, qu'il avait décrit sous un nouveau nom des cas de pemphigus, plutôt que la description dogmatique elle-même, qui se rapproche plutôt de l'eczéma. La description de Devergie ressemble bien plus que celle d'Hébra aux cas publiés par Wilson.

Si nous avons tant insisté sur le pityriasis rubra, ce n'est pas que nous voulions nous servir de ce nom pour intituler notre observation, c'est que c'est la seule affection dont Wilson rapproche sa dermatite exfoliatrice. Mais il en repousse lui-même le nom, en faisant remarquer ce sont de véritables lamelles qui sont exfoliées, que le mot squameux qu'il avait d'abord employé « *Dermatitis squamosa rubra* « est insuffisant, à plus forte raison le mot pityriasis rubra est-il inacceptable, au moins faudrait-il ajouter *Pityriasis foliacea rubra* pour donner une idée du caractère spécial de la desquamation, et en même temps pour séparer l'affection de l'insignifiant pityriasis rubra de Willan. Puis, discutant la nature, il se demande si l'on ne pourrait pas admettre que c'est un *eczéma foliacé*, ce qui serait en rapport avec l'association signalée dans sa dernière observation. Dans un autre cas il propose encore ce nom après avoir signalé du prurit, une légère exsudation visqueuse. Mais nous croyons qu'il est préférable d'adopter la dénomination qu'il propose dans ses leçons sur l'eczéma, et de dire simplement « *Dermatite exfoliatrice* » réservant ainsi la question de nature qui nous paraît trop difficile à résoudre aujourd'hui.

De cette longue discussion, nous pouvons conclure que sur les limites des diverses affections que nous avons passées en revue, se trouvent des cas qu'il est impossible de faire rentrer dans l'une d'elles, sans forcer les analogies, et qui présentent une physionomie assez particulière pour permettre une description séparée; mais nous devons ajouter de suite que les diverses observations que nous avons pu rassembler ne sont pas identiques, et qu'il y a nécessité de les classer en plusieurs groupes, c'est ce qu'on verra en lisant les observations qui vont suivre.

C'est dans l'ouvrage de Wilson sur les maladies de la peau, et dans ses leçons sur l'eczéma, que nous avons trouvé les observations qui se rapprochaient le plus de la nôtre.

Obs. II (E. Wilson. Traité des maladies de là peau, p. 177).

Un marchand âgé de 68 ans, à peau habituellement sèche, était sujet, depuis plus de vingt ans, à de la sècheresse avec desquamation de la paume des mains accompagnées de temps en temps de fissures sèches dans les plis de mouvement. Cet état des mains continua à le tourmenter de temps en temps jusqu'à l'époque actuelle (juin 1866). Il était d'ailleurs d'une bonne santé et n'avait jamais été malade jusqu'à ces dernières années.

Il y a deux ans, en mai 1864, il souffrit d'une attaque nouvelle d'inflammation de la paume des mains avec épaississement et desquamation de l'épiderme. On lui donna le conseil d'aller au bord de la mer; il y prit froid, et eut à la suite une attaque aiguë de dermatite de la face et de la tête, qui fut traitée comme un érysipèle. A son retour chez lui en automne les mains allaient mieux, mais conservaient leur sécheresse et leur rudesse habituelles. En avril 1865, les mains devinrent le siége de nouveaux accidents. Des stimulants énergiques y furent appliqués en même temps qu'il prenait un traitement interne actif, et de nouveau il alla à la mer. Là je fus consulté.

La santé était bonne, sans symptôme de lésion constitutionnelle. Mais la face palmaire des mains était dépouillée d'épiderme, du poignet à l'extrémité des doigts; le derme à nu présentait une rougeur intense, était luisant sans gonflement, sans sécrétions, ni excoriations, ni fissures, et était limité par un bord déchiqueté d'épiderme épaissi. Il ne se plaignait d'aucune douleur, il accusait seulement une sensation de chaleur brûlante et de raideur; il était exempt d'éruption sur tout autre point du corps. Le traitemeut suivi consistait en lavages à l'eau, que nous changeâmes pour des onctions avec l'onguent benzoïné additionné d'oxyde de zinc, et un bandage. Sous l'application de ce dernier, l'état des mains s'améliora rapidement et la peau revêtit une apparence meilleure. Ayant eu un cas semblable moins étendu dans une occasion précédente, nous regardâmes celui-ci comme un exemple d'une forme spéciale de psoriasis palmaire, et mîmes en tête de l'observation l'expression: *Psoriasis squamosa rubra*.

En janvier 1866, le malade nous consulta pour une dermatite des pieds semblable à celle qu'il avait eue aux mains. Le derme était d'une rougeur intense, dépourvu d'épiderme, lisse, luisant et sec et sensible au point d'empêcher l'exercice habituel. La surface enflammée était limitée à sa périphérie par un bord déchiqueté d'épiderme rompu. La paume des mains avait sa coloration normale, mais elle était rude, d'ailleurs la santé était bonne. A une deuxième visite le malade se plaignit d'une grande sensibilité de l'un des talons, et en ce point s'était formée une phlyctène. En retournant chez lui il fut péniblement affecté par le froid, et deux ou trois jours plus tard, il fut pris d'un érysipèle phlegmoneux qui commença au talon sensible, et remonta jusqu'au milieu de la cuisse. L'érysipèle phlegmoneux suivit son cours de la deuxième moitié de janvier, jusqu'au milieu d'avril où la dernière portion se guérit. Il y eut des troubles généraux très-prononcés pendant cette période, le malade eut du délire, la langue noire et chargée, et fut très-affaibli. Pendant le progrès de l'érysipèle la dermatite de la plante des pieds disparut, mais quand l'erysipèle di-

minua, une teinte rouge s'étendit graduellement, quoiqu'en peu de
temps, sur toute la surface du corps, depuis le sommet de la tête jusqu'à la plante des pieds. Aucune partie de la peau n'échappa. Peu
de jours après, le développement complet de cette attaque, je fus appelé près du malade qui présentait une apparence très-remarquable.
La peau était écarlate sur toute son étendue. La rougeur se terminait
d'une façon abrupte aux bords libres des paupières comme un mas-
que. Une légère suffusion couvrait les conjonctives, mais partout,
avec la rougeur, le caractère le plus spécial de la maladie était la séparation sur tous les points de lamelles minces et blanches d'épiderme,
disposées le plus souvent en lignes ondulées parallèles qui se détachaient de la peau comme les pièces d'une armure de métal. Sur les
membres, les doigts, le nez, les bords libres de l'épiderme rompu,
placés à des distances égales en lignes transversales, sinueuses, irrégulières donnaient l'idée des ondulations d'une mer tranquille, ou
de lignes tracées à la craie sur un fond d'un rouge intense. Lorsqu'on passait la main en descendant le long du bras ou de la jambe,
la surface semblait lisse, et l'on ne rencontrait aucune résistance,
mais lorsque la main était dirigée dans le sens opposé, elle était
arrêtée par les bords des lamelles.

Celles-ci se séparaient en écailles qui s'accumulaient en grand
nombre dans le lit. Tantôt les lamelles saillantes semblaient des écailles imbriquées, tantôt, lorsque les lamelles étaient plus larges, rompues, enroulées, elles ressemblaient à des franges ou à des haillons. Le
contraste du fond vivement écarlate et de la blancheur des bords libres des lamelles épidermiques était fort curieux ; les bords des lamelles avaient en général un demi pouce, et la largeur un quart de
pouce. Le dos de chaque phalange était traversé par trois à quatre
lignes, le nez par six ou sept. Sur les membres, et aussi sur la face, le
bord libre des lamelles regardait en bas. Sur la convexité des jointures, il présentait une courbe, dont la partie saillante de la join-
ture formait le centre. Sur le front et le crâne les lignes étaient des
segments de cercle ayant pour centre le sommet de la tête. Sur le
tronc, à la paume des mains et à la plante des pieds, la desquamation
et les écailles qui en résultaient étaient irrégulières, et avaient pour
centre dans la plupart des cas des points saillants. La surface générale de la peau était douce au toucher ; mais celle des doigts était
dure, et paraissait luisante et tendue, les doigts eux-mêmes étaient
rigides et courbés, les ongles épaissis, rudes, inégaux à leur surface.
Sur le reste du tégument il n'y avait pas d'épaississement, pas d'infil-

tration, pas d'humidité ou de sécrétion, très-peu de prurit, pas de rhagades, si ce n'est sur les talons, et le long du bord externe des pieds où les fissures étaient sèches. L'apparence générale de la peau faisait naître en somme l'idée d'une *Dermatitis squamosa rubra*, nom par lequel nous avons désigné le premier cas qui vint à notre connaissance, avant que nous n'eussions lu la description donnée par Hebra du pityriasis rubra.

Il est surprenant, avec cet aspect de la lésion locale, qu'il existât si peu de souffrance générale, si peu de gêne. Notre malade a l'appétit bon, même fort, savoure les aliments, digère bien, dort bien, et, suivant son expression, il n'a ni douleurs ni malaise. Mais, il y a deux symptômes qui ne sont pas satisfaisants et laissent quelque appréhension, la langue est douce et pulpeuse, tremblante, et le pouls n'est jamais tombé au-dessous de 100₀ pendant tout le cours de la maladie, souvent même il est intermittent ; pendant longtemps il n'est pas descendu au-dessous de 110°, et il y a une certaine brusquerie d'allure qui semble associée avec cette circulation rapide. L'érysipèle phlegmoneux retint nécessairement le malade au lit pendant plusieurs semaines, mais maintenant il se lève, prend avec plaisir un bain chaud, se plaît au jardin.

Pendant deux mois la maladie présenta les mêmes caractères sans aucune différence dans la teinte de la rougeur, dans la quantité de l'exfoliation épidermique. Cependant, après ce temps, une amélioration graduelle se fit remarquer sur la peau ; le tronc et la face interne des membres perdent leur rougeur et reviennent à leur coloration normale. Il existe sur ces points un peu de prurit, une légère exsudation visqueuse, un certain degré d'humidité qui fait penser à l'eczéma, et il semblerait vraisemblable que l'interprétation exacte de la maladie fût une inflammation eczémateuse où l'exfoliation épidermique a pris la place de l'exsudation séreuse. Cette interprétation conduirait à l'emploi du mot eczéma foliacé, si nous attachant à l'idée qu'entraîne l'absence d'exsudation liquide, nous ne devions regarder ce cas comme un pityriasis, et employer l'expression de *pityriasis foliacea* comme synonyme du pityriasis rubra d'Hebra, ou celle de *pityriasis foliacea rubra*. Il est évidemment nécessaire de mettre une distinction pour éviter de confondre une affection aussi grave et aussi sérieuse avec l'insignifiant pityriasis rubra de Willan.

Obs. III (E. Wilson. Traité des maladies de la peau, p. 180).

Le premier cas de *pityriasis rubra foliacea* que nous avons observé, s'est produit chez un homme de 69 ans. Son début fut brusque. Au mois de novembre, et en peu de jours l'éruption s'étendit à tout le corps. Il était écarlate de la tête aux pieds, tandis que la peau se couvrait de lambeaux qui semblaient des plumes adhérentes à la surface. Il pouvait boire, manger, et n'avait aucun trouble en rapport avec cette absence apparente de peau. Il resta dans cet état pendant l'hiver, se remit au printemps, et il était parfaitement bien en été. En octobre de l'année suivante, il nous fit une visite se plaignant d'un léger retour de son ancienne affection, et peu de jours après il prit un rhume intense qui se termina par une bronchite et une réapparition soudaine du pityriasis rubra sur toute la surface du corps. La maladie présentait les mêmes caractères qu'auparavant, c'est-à-dire, rougeur intense, exfoliation abondante de l'épiderme, absence d'humidité et de prurit, persistance inébranlable de l'éruption. Nous fîmes conserver les écailles qui se détachaient dans le lit pendant la nuit, et en une semaine la quantité s'éleva en poids à huit onces, une autre semaine à sept, une troisième à six, et ainsi de semaine en semaine. On peut regarder ce fait comme un fait de flux épidermique. Mais avec toute cette perte, il gardait son appétit, son entrain, et bien qu'il maigrît, il déclarait ne ressentir aucun trouble. Il se remit de la bronchite, mais peu de mois après il eut une nouvelle attaque dont il mourut. Sans cet accident, il paraît, suivant toute probabilité, qu'il se fût remis comme dans une occasion précédente ; la dernière poussée de l'affection cutanée dura d'octobre à février.

Obs. IV (E. Wilson. Leçons sur l'eczéma).

Le madade, âgé de 28 ans, employé dans une brasserie, avait une santé moyenne. Il fut pris en mai 1869, d'un eczéma erythémateux qui se développa en petits placards circonscrits sur ses membres, les inférieurs en particulier. L'éruption desquama et continua sans autre modification, jusqu'en octobre. A cette dernière date, il sortit avec sa femme dans l'après-midi. Le temps était humide, et ses vêtements furent traversés ; il s'arrêta pendant une heure sous un porche, attendant une voiture, et lorsqu'il arriva chez lui il fut pris de nausées ; il sortit dans son jardin pour se soulager en vomissant, mais ne put

Percheron   4 parvenir, et se sentit couvert de sueur. Pendant qu'il était dans le jardin, il fut pris de frissonnement, et il ne put, de toute la soirée, se débarrasser de cette sensation. Il est resté jusqu'à présent anormalement sensible au froid. Le lendemain matin, sa peau était couverte d'un eczéma rouge brillant ponctué, qui, dans le cours des deux jours suivants, se répandit sur toute la surface de son corps. Néanmoins, l'éruption ne s'accompagnait pas de fièvre, et ne le forçait pas de garder la chambre.

L'inflammation de la peau avec grande rougeur et chaleur excessive dura une semaine environ sans rupture de la surface, mais après ce temps, l'épiderme commença à se fendiller, et continua de même jnsqu'à présent, c'est-à-dire, six semaines après le commencement de l'attaque.

20 novembre. Je vis le malade avec le Dr Lock. Sa face présentait le caractère habituel et remarquable de cette forme foliacée de dermatite : une teinte rouge foncé avec rudesse et contraction de la peau, une « *expansion* » inaccoutumée des paupières qui donnait à sa physionomie une expression d'étonnement. Ajoutez à cela les bords blancs de nombreux lambeaux d'épiderme en partie séparés qui marquaient le front et la face comme s'ils avaient été tatoués, les oreilles aussi étaient d'un rouge foncé, elles semblaient grillées et il y avait des croûtes brunes à la racine de lobule et sur plusieurs points de l'hélix, produites par le suintement de sang qu'occasionnait son habitude de tirer sur les squames.

Depuis la tête jusqu'aux pieds, même caractère, quoiqu'à un plus haut degré, la peau présentait partout l'apparence de rudesse et de contraction, elle était d'un rouge vif, couverte de lambeaux et de squames épidermiques, elle était chaude et desséchée et exhalait une odeur désagréable de valériane, tandis que le drap de dessous était couvert de semblables squames et écailles. L'exfoliation de l'épiderme fut remarquable surtout sur le dos qui était couvert de petits lambeaux semblables à de la gaze, disposés transversalement en rangées situées à peu de distance les uns des autres. Le derme semblait plus mince qu'à l'ordinaire, et les plis de flexion étaient fortement marqués ; les seules parties de la peau qui eussent échappé à la dermatite générale, et cela partiellement étaient la plante des pieds et la paume des mains, ces dernières étaient humides de sueur. Mais plus tard, l'épiderme de la paume des mains fut soulevé par de nombreux boutons, il devint dur et raide et finit par s'exfolier, ce que firent aussi les plantes des pieds.

Les symptômes qui accompagnaient cet état étaient un sentiment de chaleur brûlante avec des frissons passagers accidentels, sensibilité et raideur. Le malade avait de la difficulté à ouvrir la bouche, quand on lui disait de sortir la langue, et il redoutait les mouvements par crainte de faire rompre sa peau. Il n'y avait aucune démangeaison, et il n'y en avait pas eu depuis le début. D'ailleurs, son appétit était bon, les fonctions digestives s'accomplissaient à peu près comme dans l'état de santé, la langue était nette, un peu de constipation, l'urine normale en apparence, et quelque peu rare ; il remarquait qu'il avait soif, et buvait une grande quantité d'eau, et il ne pouvait comprendre ce que devenait tout ce liquide. On se l'explique facilement, si l'on tient compte de la chaleur brûlante de la surface cutanée et de l'évaporation, nécessairement rapide de l'humidité. Il dormait bien, et le seul symptôme important d'un désordre dans la santé qu'on pût découvrir, était un pouls nerveux, entre 105 et 110.

Pour résumer les traits principaux de l'origine de la maladie, nous pouvons noter la prédisposition à l'eczéma, le fait d'avoir été mouillé, l'ébranlement du système nerveux démontré par la nausée, la production de transpiration, le frisson qui succède, et finalement par la réaction qu'indique l'eczéma et la dermatite subséquente. Que l'éruption soit alliée avec l'eczéma, cela semble prouvé par la préexistence d'un eczéma, mais elle différait de l'eczéma ordinaire par l'absence totale d'exsudation humide, bien que la peau fût condensée par infiltration, et spécialement par l'absence de démangeaisons.

On ne rencontre jamais non plus dans l'eczéma la production et l'exfoliation rapide de l'épiderme, qui sont si caractéristiques de cette forme de maladie.

Dans une visite subséquente à notre malade, neuf semaines après le début de l'attaque, j'appris qu'il était resté à son ouvrage cinq semaines avant de prendre le lit, et qu'il y fut contraint par un furoncle douloureux au voisinage de l'anus. Avec la douleur et la gêne du furoncle, la dermatite était devenue plus pénible, et le malade dut dès lors garder le lit un mois, bien que le furoncle fût guéri en une semaine. Il avait été sujet aux furoncles à l'âge de 15 ans, mais il avait surmonté cette tendance, mais actuellement il eut plusieurs furoncles à l'occiput, produits probablement par la chaleur de l'oreiller. Depuis ma dernière visite, son état s'était amélioré manifestement ; peu de jours auparavant, il avait essayé de se lever, mais sa peau était encore raide et douloureuse avec tendance à se fissurer ; surtout au niveau des jointures, et la sensation de frisson dont nous

avons parlé plus haut était très-désagréable. Le pouls est maintenant
à 80°, la langue nette, douce et humide, l'appétit bon, les selles régulières avec l'aide d'eau de Sedlitz, et l'urine naturelle. Les squames
ont disparu du crâne, elles ont perdu leur disposition linéaire à la
face; sur le reste du corps, elles sont plus minces et moins abondantes.
Cependant la disposition en armure des lames linéaires (en forme de
bande) est la plus frappante, et le malade dit de sa peau qu'elle est
côtelée « ribbed »par les traînées blanches d'épiderme en exfoliation.
Ces lames sont transversales sur les bras et longitudinales sur la face
externe des cuisses; en ce dernier point les écailles ou mieux les
« frills » ont plusieurs pouces de long, un demi-pouce de large environ, sont situées à peu près à un pouce de distance, tandis que sur
la paume des mains et la plante des pieds l'épiderme desquame en
larges lamelles. Le derme est plus pâle, forme de petites rides, il est
évidemment moins infiltré, moins induré, moins chaud, il n'y a aucune exsudation d'humidité sur aucun point du corps, pas de transpiration.

Le traitement consista dans l'administration d'un mélange de sulfate de magnésie et de sulfate de quinine, et en onctions avec l'onguent à l'oxyde de zinc benzoïné en combinaison avec l'acide phénique
et l'huile de Carron additionnée d'acide phénique.

Le 6 janvier 1870, trois mois après le commencement de l'attaque,
le malade racontait qu'il était retourné depuis trois semaines à son
ouvrage, qu'il avait presque complètement recouvré sa force accou-
tumée, qu'il n'avait plus cette sensation désagréable de frissonnement;
l'exfoliation sur toute la surface de la peau avait cessé. Il persistait
cependant un reste de desquamation sur le crâne et autour des ori-
fices de la face, yeux, nez et bouche ; sur ces points il y avait aussi
une certaine rougeur anormale. Les écailles sur le crâne avaient une
forme circulaire, un bord décollé blanc. La peau de la paume des
mains s'était complètement exfoliée. Les ongles de tous les doigts
étaient détachés à leur racine, blanchâtres et en voie de séparation.

Ces observations présentent avec la nôtre assez d'analogies pour qu'il soit permis de les ranger dans une même
catégorie. Dans tous ces cas, on peut remarquer que l'inflammation a été générale soit d'emblée, soit progressivement, qu'elle a été assez vive pour que Wilson y insiste
particulièrement, et pour qu'il la compare à celle de l'érysi-

pèle, que l'exfoliation, qui en forme le principal caractère, est remarquable par l'étendue des lamelles, et surtout par leur abondance telle que l'auteur parle d'un flux épidermique. Mais, nous devons noter un fait important sur lequel insiste Wilson, c'est l'absence de phénomènes généraux réellement graves, malgré le retentissement général qu'on peut supposer en présence d'une inflammation aussi vive de tout le tégument externe. Toutefois, si dans notre cas, plusieurs symptômes qui se sont produits, soit dans le cours de la maladie, soit dans la convalescence, ont dû modifier l'opinion que nous nous étions faite d'abord sur le caractère local de l'affection ; d'autre part, nous ferons remarquer que Wilson lui -même parle, dans plusieurs de ces observations, de fréquence du pouls, de chaleur vive de la peau, d'un début franchement fébrile, d'apparence d'érysipèle ; il est impossible, en présence de ces faits, d'admettre que la peau seule était malade, et que le reste de l'organisme était complètement indemne.

Ces caractères établissent des rapports assez naturels entre ces différents cas et notre observation I, et il est légitime de les réunir dans une description commune ; quant à l'observation de Wilks que Wilson rapproche des siennes, elle est malheureusement trop écourtée, elle nous paraît cependant présenter de notables différences avec les précédentes ; nous y reviendrons plus bas (obs. 12).

Les trois observations suivantes (5, 6, 7) rentrent plus facilement dans le cadre des affections décrites ; nous croyons cependant qu'il y a intérêt à les étudier ici à côté de nos autres faits ; ce sont évidemment des cas d'herpétide exfoliatrice ; la seconde surtout est remarquable par l'ancienneté de l'affection qui se généralise de plus en plus, et qui procède par poussées successives. Nous ferons ressortir que, dans ces trois cas, il était facile de déterminer la lésion primitive : dans l'observation V, le malade était entré pour un psoriasis, et c'est dans le cours du traitement qu'il fut pris d'une poussée exfoliatrice aiguë généralisée, et, après la guérison de cette poussée, on vit reparaître les taches de psoriasis. Le sujet de l'observation VI se présentait avec une herpétide exfoliatrice déjà bien caractérisée, mais on pouvait, d'après l'interrogatoire du malade, et surtout d'après l'aspect de la tête et des genoux, affirmer l'existence antérieure du psoriasis. Une particularité importante à signaler chez ce malade, et qui peut éveiller des doutes sur la nature de son affectisn, consiste dans l'existence de lésions articulaires multiples. Enfin, le malade observé par Baggio (obs. 7), présentait déjà un psoriasis, et l'affection est décrite sous le nom de psoriasis généralisé, mais j'insiste encore sur un point qui montre bien combien l'éruption différait d'un psoriasis ordinaire, c'est que l'auteur fait le diagnostic avec le pemphigus foliacé. Les caractères de cette éruption, sa généralisation, semblent bien se rapporter à l'herpétide exfoliatrice de M. Bazin. En somme, si l'on veut bien faire abstraction de la question de nature, il faut bien reconnaître que la plupart des cas d'herpétide exfoliatrice se rapprochent assez, du moins au point de vue des caractères de l'éruption, de nos autres faits de dermatite exfoliatrice, pour qu'il soit permis de les confondre dans une description commune.

Obs. V (recueillie par M. G. Homolle, interne des hôpitaux).

V.... (Jean), 26 ans, manœuvre, entré le 5 janvier 1874, salle Saint-Léon, n. 71, service de M. Er. Besnier.

Cet homme, bien constitué, de bonne santé habituelle, n'avait aucun antécédent strumeux ou arthritique; ses antécédents de famille ne trahissaient aucun vice constitutionnel ou diathésique. Il s'aperçut, il y a deux mois, du début d'un psoriasis survenu sans cause notable, et qui commençait par deux plaques non absolument symétriques aux coudes, accompagnées de vives démangeaisons, mais sans troubles de la santé générale. Depuis, ces plaques se sont agrandies et de nouvelles se sont formées çà et là.

Etat actuel. — Une large plaque de psoriasis sur le coude gauche, une un peu moindre au coude droit ; une plaque nummulaire sur le genou gauche ; psoriasis guttata abondant sur les avant-bras, plus rare au tronc, surtout en arrière ; psoriasis abondant sur le cuir chevelu.

Santé bonne. Pas d'engorgement ganglionnaire. Gorge un peu rouge avec quelques vaisseaux variqueux. Cœur sain. Pas de troubles respiratoires. Houblon ; solution arsenicale, 2 puis 3 et 4 cuillerées, bien tolérées.

13 janvier. Pas d'amélioration.

Le 24. Savon cadique ; bains alcalins.

13 février. Supprimer la solution arsenicale.

Le 25. Le bras est de nouveau le siége d'une poussée active (rougeur vive et larges squames).

Le 28. Depuis hier il est enveloppé dans le caoutchouc ; les squames sont tombées, les surfaces malades sont rouges, lisses, luisantes. Il y a eu une cuisson vive et un suintement assez abondant.

18 mars. La peau est rouge, très-animée, luisante, lisse.

Le 25. P. 116. Toute la surface du corps est d'un rose très-vif général. Il y a une sorte de gonflement général de la peau. Suintement sur quelques points, aux oreilles surtout. Desquamation générale par larges lambeaux. Fissures et suintement aux plis du coude, aux jarrets ; langue d'un rose vif.

Le 26. Rougeur très-intense au sortir du bain. Peau luisante, saignante même aux pieds. Cœur normal.

Le 27. P. 86. Rougeur vive générale. La desquamation à grands lambeaux se reproduit aux mêmes points.

Le 31. Teinte rouge intense et générale avec desquamation par lamelles accumulées superposées.

1er avril. L'état général reste le même. Accumulation de squames de toutes grandeurs, sèches, faisant disparaître presque complètement la rougeur sur la face.

Le 2. P. 96. La rougeur reste excessive ; vives démangeaisons ; desquamation moindre ce matin.

Le 7. L'apparence extérieure varie à peine. Même état général ; mange à peine ; sécrétion faiblement acide au scrotum. Décubitus dorsal constant ; pas d'eschares.

Le 15. Altération de la base des ongles. Bain d'un heure.

Le 17. Peau beaucoup plus souple; langue naturelle.

Le 19. Sur quelques points des avant-bras la peau reprend une coloration et une apparence normales, mais au voisinage réapparaissent des plaques nummulaires d'un rouge sombre manifestement psoriasiques.

Le 29. Sauf les mains, la peau a repris une coloration normale, marbrée de rose au niveau des anciennes gouttes psoriasiques. Aux mains, rougeur diffuse avec desquamation à grands lambeaux.

7 mai. Rougeur un peu violacée de la face et des extrémités. Desquamation très-peu abondante à très-petits lambeaux. Squames micacées, d'un blanc jaunâtre, agglomérées sur le cuir chevelu.

Le 15. Complètement guéri, sauf un peu de desquamation furfuracée peu abondante avec marbrures de la peau. Les extrémités sont un peu violacées. Les ongles sont altérés et poussent altérés, il y a une dépression profonde transversale au tiers inférieur de l'ongle, de ce point jusqu'à la racine de l'ongle série de stries transversales profondes.

2 juin. Sort guéri. Etat général bon. La peau a repris son aspect normal, et le seul vestige de l'éruption générale intense et prolongée avec desquamation répétée à grands lambeaux est l'altération persistante des ongles.

Il n'y a pas de lésion cardiaque. Il n'y a jamais eu d'albuminurie.

Obs. VI (personnelle, recueillie dans le service de M. Guibout) (1).

B. (Auguste), 51 ans, entré le 14 mai, salle Saint-Charles, n° 42.

Cet homme, dont les parents n'ont jamais eu de maladie de peau, était autrefois d'une bonne constitution, il n'a jamais eu de rhumatisme.

Il y a quinze ans, il a remarqué pour la première fois qu'il se formait de petites peaux blanches peu adhérentes sur la tête, les genoux, les coudes.

Il y a huit ans, l'affection s'est généralisée, pour la première fois, à peu près comme aujourd'hui, cependant la généralisation n'est absolue que depuis quatre ans; jusque-là il restait toujours quelques pe-

(1) Je veux remercier ici M. le Dr Guibout, pour l'obligeance qu'il a eue de me laisser prendre cette intéressante observation, et mon ami Gombault, son interne, pour tous les renseignements qu'il m'a fournis sur le malade.

tites places saines, la paume des mains et la plante des pieds n'ont presque jamais été atteintes.

Depuis huit ans, il a eu cinq ou six fois une généralisation de larges squames, comme il en a actuellement. Dans l'intervalle il n'avait qu'une desquamation furfuracée, et ordinairement quelques squames sur la tête, aux coudes et aux genoux. Jamais de bulle ni de suintement; toujours la peau était sèche.

Vers le 15 avril, l'éruption qui était limitée aux coudes, genoux et cuir chevelu se généralisa, et le 4 mai on trouvait le malade dans l'état suivant: tout le corps est recouvert dc squames minces foliacées, qui, sur le dos, la poitrine, le ventre, ont 10, 15, 25 cent. de large, peu adhérentes, si bien que le lit du malade en est rempli tous les matins ; sur plusieurs points on constate deux de ces larges squames superposées sur une partie de leur étendue. Au-dessous de ces squames, rougeur marquée et aspect luisant de la peau. Sur les cuisses, les mollets, les bras, avant-bras aspect analogue. Sur les coudes, les genoux, le devant des jambes les squames sont plus épaisses, stratifiées sur les genoux où elles forment une couche continue mais mamelonnée avec de légers sillons. Sur la figure on voit d'assez nombreuses squames, mais étroites, larges de quelques millimètres à un ou deux centimètres au plus. Sur la tête dont toute la partie médiane est depuis longtemps dépourvue de cheveux, on voit une couche squameuse analogue à celle des genoux. La paume des mains et la plante des pieds sont saines. Les yeux ne sont pas malades. La langue est normale.

16 mai. La plante des pieds et la paume de la main droite commencent à devenir malades, et présentent des squames fines.

En soulevant quelques lamelles on voit que la peau a un aspect parcheminé, et qu'elle est flasque dans le sens transversal. Mais à la face postérieure des membres, de la cuisse surtout et dans le jarret, comme aussi à la saignée, elle semble tirée, comme trop courte et présente plusieurs fissures qui laissent suinter un peu de sang. Sous la partie antérieure des ongles des orteils qui sont striés longitudinalement, un amas considérable de squames qui soulève l'ongle. Sur les genoux et les coudes les squames sont larges et assez minces ; sur la tête, au contrnire, l'aspect psoriasique est toujours manifeste; il éprouve des démangeaisons. Il exhale une odeur fade très-désagréable.

Ce malade présente, en outre, des lésions articulaires multiples. Il s'est aperçu, il y a sept ou huit ans, que ses cou-de-pieds étaient gonflés et douloureux, et les poignets il y a 5 ans ; il souffre des coudes aussi depuis quatre ou cinq ans. Ces douleurs articulaires sont presque continuelles depuis cette époque, et sont plus accusées par les temps humides ; la nuit il éprouve des élancements dans les jointures, quand il est fatigué, dit-il, d'être dans la même position, ce qui trouble son sommeil.

Actuellement, les articulations tibio-tarsiennes sont le siége d'un gonflement assez fort qui a peu changé depuis le début ; les deux gros orteils sont déviés en dehors avec saillie interne considérable de l'articulation métatarso-phalangienne ; le genou droit non douloureux présente un léger degré d'hydarthrose.

Le poignet droit est très-tuméfié, il semble que les os du carpe aient subi un léger degré de luxation sur l'avant-bras ; la main est de plus inclinée sur le bord externe. En arrière, saillie de la tête du cubitus qui paraît tuméfiée ; à la partie antéro-interne du poignet tuméfaction qui comprend la moitié de la région, et donne une sensation douteuse de fluctuation. On provoque de la douleur par les mouvements, et aussi en pressant sur les divers points, notamment en pressant à la fois sur les deux apophyses styloïdes. Depuis plus d'un an il ne peut même couper son pain de cette main. L'articulation supérieure du premier métacarpien présente une mobilité anomale et des craquements. Les têtes des 2e, 3e, 4e métacarpiens sont volumineuses et sensibles à la pression ; les doigts sont légèrement fléchis. La main gauche est saine.

Il a maigri beaucoup depuis un an, il était très-mal nourri, par misère, mais son appétit est bien conservé. Il tousse très-peu, et ne crache pas ; cependant on entend quelques râles sous-crépitants fins à la base droite ; jamais de battements de cœur.

Le 23. Il a pris quatre bains depuis quatre jours, et est frotté au glycérolé d'amidon. Tout son corps est rouge vif, ou plus exactement on voit de nombreuses taches rouges très-serrées, au milieu d'une teinte un peu plus claire. Il ne reste que quelques squames insignifiantes et très-minces sur le corps. A la paume des mains et à la plante des pieds l'épiderme ancien persiste, sauf sur quelques points qui forment des îlots rouges à bords déchiquetés. Sur le crâne une couche mince d'aspect croûteux, plutôt que squameux. Les ongles épaissis sont striés, mais surtout présentent une surface très-irrégulière.

Le 26. L'épiderme des pieds est en grande partie détaché, et à la plante du pied on voit de nombreuses taches rouges de la largeur d'une pièce de 20 centimes, tranchant sur le fond plus clair. Arséniate de soude : 4 millig.

Le 30. Le malade a meilleure mine, il se lève et reprend des forces. Il prend toujours des bains quotidiens, ce qui empêche les squames de se reproduire, cependant le soir (à 5 heures) il a déjà sur plusieurs points du corps, les membres notamment, de petites squames très-minces pityriasiformes. Le cou présente un aspect frippé.

6 juin. Le malade continue à se porter beaucoup mieux, mais les squames qui se reproduisent sont plus abondantes et plus épaisses que le 30 mai, surtout sur les bras et les cous-de-pied. La portion de l'ongle qui a poussé depuis l'entrée à l'hôpital, est bien moins épaisse que le reste.

Le 20. En se réveillant, ce matin, il a eu de la peine à ouvrir les yeux, et en effet on peut constater un œdème de la face assez accusé, surtout aux paupières, les yeux sont toujours humectés d'un liquide séro-purulent; il prend un bain à midi.

Le 21. Sur le dos des mains, poignets et partie inférieure des avant-bras, on constate plusieurs vésicules d'eczéma, et de la rougeur tout autour, ainsi qu'un peu de suintement. Il y ressent, d'ailleurs, de la cuisson et des picotements. Pas d'albuminurie.

Le 22. Sur le dos des mains rougeur et suintement, et dans la paume on constate l'existence de nombreuses petites taches blanches circulaires, qu'il est impossible de rattacher à autre chose qu'à un eczéma palmaire. A droite, dans les intervalles interdigitaux, on trouve une surface érosive suintante. A la plante des pieds, picotements depuis hier; on y trouve un commencement d'eczéma plantaire (petites taches blanches pareilles à celles des mains). Il raconte qu'il y a cinq ou six ans il a eu aux pieds une affection analogue qui a duré trois ou quatre jours, à la suite de deux frictions au savon noir.

Il n'a pas pris de bain depuis avant hier, et depuis la même époque il n'a pas été frotté au glycérolé d'amidon. Il prenait 6 milligr. d'arséniate depuis cinq ou six jours. L'œdème de la face n'existe presque plus. Tout le corps est recouvert de squames très-minces, peu adhérentes, de largeur variable, irrégulières, peu adhérentes, à bords relevés et libres; sur les bras squames aussi minces, mais bien plus larges, ayant 5 ou 6 centimètres au moins sans fissures.

Suintement balano-préputial avec rougeur depuis deux jours. La peau est partout épaissie, flasque, et surtout parcheminée, principalement aux genoux où les plis transversaux sont exagérés.

Il a toujours quelques râles aux deux bases, mais il ne tousse pas.

Rien au cœur. L'appétit est resté bon, la langue belle, la gorge nette. Cesser l'arsenic.

Le 23. La poussée d'eczéma persiste forte sur les mains, peu intense aux pieds, la face aussi est plus rouge, et recouverte de croûtelles jaunâtres. Quant à l'affection primitive, on voit les squames former de très-larges lambeaux sur les membres (8 à 10 cent. sur 4 ou 5) minces, peu adhérents, avec rougeur sans suintement de la peau sous-jacente. Sur le dos les squames adhérentes par leur centre ou par un de leurs bords ne dépassent guère les dimensions de l'ongle, et ont absolument l'apparence de l'écorce de bouleau.

Le 24. Même état; l'épiderme de la paume des mains semble peu adhérent, et en effet sur les bords de la main il est soulevé sur la largeur de 2 ou 3 millim. Il mange toujours bien.

Le 27. Depuis avant hier il n'a plus d'appétit, et il a un léger mouvement de fièvre; la langue n'est pas chargée. L'épiderme de la paume des mains s'est détaché, et est remplacé par un épiderme fin, lisse, de couleur rosée; sur les doigts on voit encore de larges lambeaux d'épiderme adhérents par un point, ainsi tout un doigtier épidermique qui s'est retourné, et n'adhère plus que tout autour de la matrice de l'ongle sur le médius gauche. La desquamation du corps est toujours très-abondante et par larges lambeaux, mais ce qu'il importe surtout de noter, c'est que sous un certain nombre de ces lames épidermiques on trouve une surface légèrement suintante, et d'autre part l'existence de fissures nombreuses sur les membres, notamment aux coudes et aux jarrets, ainsi qu'à la partie postérieure de la cuisse.

Le 29. Même état qu'avant hier.

1er juillet. Même état général et local. Glycérolé d'amidon.

Le 5. Même état. Les squames sont très-minces et moins larges.

Le 10. Toute la surface du corps est d'un rouge vif et couverte par places de pellicules pityriasiques. Il mange mieux.

Le 18. Il mange bien, et se trouve beaucoup mieux. La desquamation est beaucoup moins abondante. Il ne prend pas de bains.

Le 25. Il a pris un bain le 22 et le 24, on fait toujours des onctions de glycérolé. Il ne présente sur le corps que quelques squames minces et étroites. La rougeur a beaucoup diminué sur toute la surface du corps, et sur certains points même la peau paraît saine.

25 septembre. Depuis deux mois il ne s'est rien passé d'important; aucune poussée exfoliatrice ou eczémateuse. La peau est devenue parfaitement nette et lisse; les ongles, altérés dans leur portion ancienne,

repoussent normaux. L'appétit, qui avait diminué en août, est très-bon depuis le commencement de septembre.

Il prend 4 milligrammes d'arséniate de soude, sirop de fer, vin de quinquina, une potion contenant de la strychnine ; le traitement externe consiste en onctions de glycérolé et trois bains aromatiques par semaine.

Les mois d'octobre et de novembre se passent de même sans incident remarquable ; à la fin d'octobre on cesse la strychnine.

30 novembre. La peau est toujours parfaitement nette, douce ; l'épiderme fin paraît normal. La seule altération épidermique qui persiste est caractérisée par la présence de quelques petites squames minces dans deux points de la barbe. De plus, les ongles des pieds et des mains présentent une moitié nouvelle, bien unie, tandis que la moitié ancienne, très-épaissie, offre de nombreuses stries longitudinales et transversales.

Il souffre de l'épaule depuis la poussée du mois de juin ; il n'a pas remarqué si les lésions des autres articulations se sont produites après des poussées. Vésicatoire il y a huit jours ; la peau est encore un peu érythémateuse, mais n'a pas desquamé anormalement.

Les articulations tibio-tarsiennes ont peut-être un peu diminué, les deux genoux contiennent une très petite quantité de liquide ; le poignet droit est toujours très-gros et très-déformé.

Le membre supérieur droit, qui est plus faible, et dont les articulations sont plus compromises, s'émacie depuis quelques mois. La circonférence du bras est de 20 centimètres, celle du bras gauche, qui était moins fort avant la maladie, est de 21 centimètres.

Il prend toujours 4 milligrammes d'arséniate de soude, v. qq. et sirop d'iodure de fer, 2 bains par semaine, suivis d'une onction de glycérolé.

31 décembre. Il continue à aller bien. La peau est toujours lisse et nette. Il ne prend plus qu'un bain par semaine.

Obs. VII (Baggio, thèse, 1864).

L... (Lucien), 51 ans, journalier, entré le 10 novembre à la salle Saint-Jean, n° 5, service de M. Hardy.

Il est le seul d'une nombreuse famille qui présente une affection dartreuse. Etant enfant, il a eu des gourmes de la tête, et de l'eczéma impétigo pendant toute sa jeunesse. Vers l'âge de 21 ans il eut un psoriasis localisé aux coudes et aux genoux, qui n'a jamais complètement guéri ; sous l'influence de diverses médications ; il diminuait, disparaissait presque pour reparaître ensuite. Il y a sept ans le psoriasis se généralise, de nombreuses squames couvrent toute la surface du corps, il y en a même dans les cheveux, le malade est soumis à un traitement arsenical, et prend des bains d'amidon tous les deux jours. Au bout de cinq mois la guérison est complète ; pendant plus de six ans, le psoriasis n'a pas reparu. Il y a trois mois, de nouvelles plaques se montrent aux coudes et aux genoux, puis l'éruption ne tarde pas à se généraliser ; aujourd'hui la peau du malade ressemble à une carapace composée de pièces mobiles et imbriquées ; ces squames sont larges, argentées, aplaties, non plissées, semblables à de larges écailles de poisson ; ces squames se renouvellent avec une rapidité incroyable, le lit du malade en est rempli, elles sont peu adhérentes, et laissent à nu une surface rouge non humide. Solution arsenicale, bains d'amidon tous les deux jours.

Une autre série de faits se constitue très-naturellement, qui me paraît très-digne d'attention, vu les rapports qui existent entre ces faits et les précédents ; ces rapports sont moindres, disons-le de suite, que les différences. Nous avons parlé plus haut d'un malade entré dans le service de M. Besnier, et qui fut regardé à son entrée à l'hôpital comme atteint de scarlatine. Voici la relation de ce fait.

Obs. VII (recueillie par M. G. Homolle, interne des hôpitaux).

C... (Henri), 29 ans, plombier, entre le 23 mars 1874, à l'hôpital Saint-Louis, salle Saint-Léon, 65, service de M. le Dr Besnier.

Homme de constitution moyenne, ayant eu des gourmes dans son enfance, jusqu'à 10 ou 11 ans ; son père est mort probablement phthisique. Il y a 9 ans, il eut un rhumatisme qui le tint au lit quinze jours ; depuis il a de temps en temps de légers retours de douleurs.

En 1871, après l'insurrection, il eut une éruption généralisée qui l'empêcha de travailler pendant trois semaines ; tout son corps était rouge, gouflé, couvert de squames épidermiques, et il avait des douleurs dans les mains et les pieds. Deux fois depuis la peau des bourses devint rouge, suintante.

Le 15 mars, au lendemain d'un petit excès de boisson, il ressentit dans la soirée un prurit assez vif à l'avant-bras gauche, et y remarqua de nombreux petits boutons rouges, secs. Il avait un peu de fièvre, de la courbature et un léger mal de gorge.

Le 16 et le 17 il s'aperçut d'un peu de suintement, et en même temps la peau du scrotum devint rouge, très-suintante. Depuis, tout le tronc et la plus grande partie des membres inférieurs sont devenus malades.

Actuellement l'éruption est presque générale, sauf la face et partiellement les mains et les pieds. Elle a des caractères un peu différents sur divers points : les avant-bras et les bras présentent une rongeur vive, diffuse sur quelques points, à la face antérieure surtout; mais, sur presque toute leur étendue, la teinte rouge, l'aspect luisant sont masqués par une desquamation à grands lambeaux. Quelques-uns d'entre eux, minces, foliacés, adhèrent encore par quelques points aux surfaces desquamées, rouges et luisantes; ailleurs les lamelles de formes très-irrégulières sont adhérentes sur une plus grande surface, quelquefois par toute leur étendue, qui est très-inégale ; çà et là, elles recouvrent partiellement d'autres squames plus fines qui masquent la couleur de la peau sous leur teinte mate et leurs fendillures multiples. Aux poignets, des plis profonds séparent des lambeaux épidermiques plus épais reposant sur une peau rouge, un peu humide.

La disposition sur les mains est presque exactement symétrique à droite et à gauche ; la paume est indemne ; à la face dorsale, la desquamation s'avance vers les extrémités inférieures des métacarpiens. Dans le premier espace intermétacarpien de chaque côté, deux larges plaques desquamées rouges ou furfuracées avec collerette épidermique au pourtour. Vers la partie supérieure des bras, la peau est d'un rouge plus sombre, sèche, furfuracée, avec quelques lambeaux épidermiques très-ténus, enroulés ou étalés.

A la face dorsale du tronc, disposition symétrique des lésions; entre les épines scapulaires et la partie inférieure du thorax, la peau est d'un rouge peu intense et très-furfuracée; au-dessous, aux lombes et vers les fesses, rougeur sombre sans furfures. A la nuque, large surface saine, mais à droite et à gauche une plaque ovalaire allongée obliquement vers la ligne médiane qu'elle n'atteint pas, va en avant se rejoindre aux parties envahies par l'éruption. Cette plaque est d'un rouge sombre et couverte de furfures.

Sur la partie antérieure du cou et du thorax, la peau est sèche, non épaissie, non rugueuse, peu colorée, mais couverte de squames furfuracées et de lamelles épidermiques très-ténues, de toutes formes, de toutes dimensions, qui, en quelques points, ont une disposition spéciale ; la desquamation est préparée par le soulèvement d'une lamelle épidermique extrêmement mince ; sur des points voisins, cette lamelle s'est rompue à son centre, et il reste une collerette irrégulière libre dans une petite étendue ; la peau des parties desquamées est finement furfuracée ; au voisinage elle est seulement un peu rouge brun, ou bien en voie de desquamation à divers degrés. Sur la partie inférieure du tronc, les fesses, la moitié supérieure des cuisses, teinte rouge sombre de la peau, avec plaques desquamées à la région sacrée, sur les parties contiguës des fesses, sur les dépressions latérales des fesses, sur la face interne des cuisses.

Sur la moitié inférieure des cuisses, la lésion a un autre aspect : au lieu de la desquamation sèche, le soulèvement des lamelles épidermiques minces s'accompagne d'un suintement. La lamelle épidermique détachée des couches sous-jacentes est d'un blanc mat ; elle est plus souple, comme humide, se laisse plisser sur les parties sous-jacentes, et lorsqu'on l'enlève, on voit les couches sous-jacentes un peu onctueuses, humides. Dans le point où les lamelles soulevées se sont détachées récemment, elles sont roulées, desséchées, et la peau sous-jacente est rouge avec une teinte mate laiteuse : elle est très-sèche, très-rugueuse en ce point, plissée comme dans l'eczéma, et présente quelques fissures peu profondes, régulières, suintantes. -

Sur le tiers supérieur de la jambe, et sur toute l'étendue du mollet en arrière, l'épiderme, blanc, mobile sur les parties sous-jacentes, ressemble à une bulle de vésicatoire affaissée. Tout autour se voit une zone rouge sombre, étendue ; vers le centre seulement, la lamelle s'est détachée et la peau, d'un rouge plus vif, est rude, rugueuse, plissée.

Autour du cou-de-pied, quatre bulles affaissées assez exactement circulaires ; l'épiderme de l'une est tombé ; sur une autre, l'épiderme affaissé repose sur une surface humide ; la troisième est représentée par une lamelle épidermique sèche, décollée ; enfin, la quatrième renferme un liquide laiteux.

Prolongement systolique à la pointe.

Rougeur très-modérée de la gorge. Langue rose, naturelle. Urine non albumineuse, limpide, acide, peu chargée de sels.

Le 25. P. 60, T. 36,2. Une jambe enveloppée dans le caoutchouc a été peu modifiée. Bain amidonné. Soir, P. 64, T. 36,5. La plus grande partie des squames sont tombées. La peau est rose, sèche, furfuracée. Desquamation par collerettes festonnées autour de larges surfaces au tronc. Décollement de lamelles épidermiques plus épaisses aux pieds. Pas de nouvelles bulles.

Le 26. Grands lambeaux épidermiques, comme dans la scarlatine, aux pieds et aux mains. Pas de fièvre. Pas d'albumine dans l'urine.

Le 27. Le décollement de l'épiderme arrive aux régions plantaire et talonnière, où il est arrêté. On enlève une grande partie de l'épiderme de ces régions en un seul lambeau. Desquamation furfuracée avec rougeur de la peau aux jarrets, aux mains. Lamelles fines sur les fesses et quelques points du dos. La peau est normale au-dessous.

Le 28. La desquamation est presque achevée; bourrelet épais d'épiderme à demi détaché autour des ongles. Appétit excellent.

4 avril. Sort complètement guéri.

Devons-nous réellement admettre dans ce cas une scarlatine? Non, certainement, quoique les caractères objectifs de l'éruption parlent bien dans ce sens, puisque tel avait été le diagnostic des deux savants médecins qui l'ont vu à son entrée; mais, malgré tout notre respect pour leur autorité, nous répétons que le fait de la récidive, et la marche progressive de la maladie, en un mot, les diverses considérations qui découlent de l'observation complète, nous paraissent démontrer d'une manière absolue que c'était une autre affection.

Or, nous avons trouvé plusieurs observations analogues; deux sont publiées dans l'ouvrage de M. Rayer, qui les a tirées des Transactions philosophiques, elles sont tout à fait semblables à l'observation précédente (obs. 9 et 10). Une autre très-analogue aussi est prise dans la thèse de M. Derrécagaix (obs. 11). Enfin nous plaçons ici (obs. 12) l'observation publiée par Wilks dans *Guy's hospital reports* 1861, sous le titre d'inflammation générale de la peau, et reprise par Wilson qui l'a rapprochée des observations que nous avons citées plus haut. Mais nous croyons qu'il a eu tort de les ranger dans une même catégorie. Le malade de Wilks ressemble bien plus selon nous à ceux que nous réunissons ici. En effet, l'affection a suivi une marche bien plus aiguë, et la première période, ou période érythémateuse a une importance relative plus grande que dans les cas de notre premier groupe, et, par contre, la desquamation ne paraît pas s'être reproduit à plusieurs reprises, ce que Wilson n'aurait pas manqué de faire ressortir pour mieux établir l'analogie avec ses observations. Il est regrettable que Wilks n'ait pas donné plus de détails sur la marche de l'affection et les caractères précis de la desquamation. La description qu'il donne pourrait même s'accorder avec l'hypothèse d'une scarlatine.

Obs. IX. (Rayer, obs. CXXII). Histoire d'une desquamation générale de l'épiderme et en particulier des mains, précédée de fièvre.

X..., notaire, âgé de 50 ans, d'une constitution faible et molle, fut pris il y a dix ans d'une fièvre extraordinaire. Depuis 1764 elle est revenue souvent avec les mêmes caractères, mais non avec son intensité primitive. Elle survenait ordinairement après une suppression de la transpiration à la suite d'un refroidissement. Outre les symptômes fébriles, la peau était le siége d'une démangeaison universelle très-forte aux jointures; cette démangeaison était suivie de petites taches rouges et d'une légère tuméfaction. Bientôt après les doigts devenaient raides, durs et douloureux, surtout à leur extrémité et à la racine des ongles; vingt-quatre heures après environ, l'épiderme commençait à se séparer de la peau, et dans l'espace de dix à douze jours cette séparation était générale de la tête aux pieds; très-souvent alors l'épiderme se détachait comme un gant depuis le poignet jusqu'au bout des doigts, et de même aux pieds. Ensuite les ongles poussaient graduellement, d'abord avec beaucoup de douleur; ce sentiment diminuait à mesure que la reproduction de l'épiderme s'opérait, et ces ongles étaient en général remplacés par de nouveaux, six mois après. L'épiderme s'enlevait à la paume des mains et à la plante des pieds aussi complètement qu'après les vésicatoires, mais sans effusion de liquide, et la peau sous-jacente mise à nu était très-sensible pendant quelques jours. Lorsque le malade s'exposait au froid avant que cette fièvre fût tout à fait passée, il éprouvait quelquefois une seconde desquamation de l'épiderme, mais alors elle était farineuse.

Obs. X (Rayer, t. II, p. 186, obs. CXXIII). Attaques répétées de desquamation générale de l'épiderme, précédées de fièvre.

B..., âge de 55 ans, bien portant jusqu'à l'âge de 35 ans, époque à
laquelle il fut atteint d'une fièvre. Il était alors meunier, ce qui l'exposait à une grande chaleur, et à une nuée de poussière. Aussitôt
qu'il eut commencé à y travailler, il éprouva de l'oppression avec un
sentiment de malaise et de plénitude. Ces symptômes se calmaient
lorsqu'il quittait son travail. Ayant pris froid, il fut attaqué d'une
fièvre qui depuis est revenue une ou deux fois par an, et ordinairement dans l'automne et au printemps Cependant il a été deux ans sans
l'avoir. Après avoir travaillé quatre à cinq ans à ce métier, il le
quitta parce qu'il attribuait sa maladie à l'action de la poussière de la
farine. Néanmoins sa fièvre n'a pas été aussi violente depuis cette
époque, quoique l'épiderme se séparât toujours comme dans les autres
attaques.

La maladie commençait par une fièvre violente avec douleur à la
tête, au dos et aux membres, et envies de vomir continuelles. Quelquefois le malade vomissait beaucoup de bile, et quelquefois peu ou
point. La peau était sèche, la langue sale, avec constipation et urines
très-colorées. Au commencement de cette espèce de fièvre, le malade
se faisait habituellement saigner, et cette évacuation le soulageait ; on
donnait de légers purgatifs et des boissons rafraîchissantes; les envies
de vomir cessaient le cinquième ou le sixième jour, et toute la surface
du corps devenait jaunâtre. Quelquefois cependant cette dernière
circonstance n'avait pas lieu. Plus tard, la peau devenait rouge,
comme s'il s'opérait une éruption, et, pendant plusieurs jours, le
malade éprouvait une sorte d'engourdissement désagréable et un picotement général sur tout le corps; l'urine déposait un sédiment
abondant. Au bout de neuf jours, l'épiderme était tellement décollé
qu'on pouvait en enlever facilement de grands lambeaux; trois semaines après l'invasion, il se détachait spontanément en plusieurs
endroits. Depuis le poignet jusqu'au bout des doigts, l'épiderme des
mains s'enlevait en entier comme un gant.

Le malade n'a sué dans aucune période de cette maladie, et, lorsqu'on a essayé de le faire transpirer par des remèdes, cela l'a rendu
plus souffrant; il n'a été soulagé que lorsque les urines sont devenues

sédimenteuses. Alors il ne sentait plus de gêne que celle que produisait la rigidité de la peau. Les ongles ne se détachaient pas comme dans l'observation précédente.

Obs. XI (Derrécagaix, thèse 1874, obs. I). — Résumée. Erythème scarlatiniforme rhumatismal.

J. P., concierge, d'une bonne constitution, vaquait encore à ses occupations le 2 mai 1873; le 3, en se levant, elle éprouva, sur le devant de la poitrine, une vive demangeaison. Elle s'examina alors et aperçut plusieurs plaques rouges séparées, mais qui se réunirent en quelques minutes pour former un tout continu. L'envahissement se fait très-rapidement; d'abord la partie antérieure du corps, de haut en bas, le ventre, les jambes; la partie postérieure, le cou, la tête et la face qui ne fut prise qu'en dernier lieu. Cette marche successive dura dix jours avant que la desquamation commençât. La malade compare sa demangeaison à une brûlure. La coloration est intense et ne laisse aucun doute par son aspect; la gorge, examinée avec soin, n'a jamais présenté le moindre phénomène d'angine; soit sur le voile, soit sur les amygdales. Les ganglions n'ont jamais été pris; la langue, un peu blanche, fébrile, n'a jamais été rouge. Fièvre toujours modérée, pas d'accélération notable du pouls.

Rougeurs unies, luisantes sans élevures. Vers le quinzième jour, desquamation par lambeaux, principalement au corps. A la face, elle était furfuracée. Beaucoup de cheveux et les ongles tombèrent à ce moment. En dernier lieu, il y eut un peu de blépharite.

Le traitement consista en un verre d'eau de Sedlitz chaque jour et un litre de lait; poudre d'amidon sur le corps.

Remarques. Dans cette observation, la période prodromique échappe ; la période fébrile dure près de deux semaines, il n'y eut pas d'angine. La desquamation fut très-nette, et commença après deux septénaires. Il n'y a pas eu d'élévation thermique notable.

Cinq mois après, une attaque de rhumatisme ramène la malade à l'hôpital.

Obs. XII (Wilks. Guy's Hospital Reports, 1861).

Le malade était un porteur de charbon, âgé de 34 ans, soigné par le D' Rees; à son admission à l'hôpital, il était extrêmement malade, avec des symptômes fébriles, le pouls plein, la langue fortement chargée et la peau couverte d'une éruption ponctuée, que l'on prit pour une variole au début. En peu de jours toute la peau devint le siége d'une inflammation générale et intense. Elle était d'un rouge vif et légèrement tuméfiée. Le sixième jour, la peau commença à devenir rugueuse par le fait de la desquamation, et le dixième jour, de larges lambeaux d'épiderme se détachaient sur tout le corps et les membres. Sur la paume des mains et la plante des pieds, il n'y avait pas de rougeur au début; mais à la période de desquamation les extrémités des doigts furent soulevées en vessie, d'où le liquide s'absorba et l'épiderme s'affaissa; à une période plus éloignée, le malade perdit les ongles des doigts et des orteils. A mesure que la desquamation avançait, la langue était moins chargée, mais s'ulcéra superficiellement. Le malade était convalescent au bout d'un mois; mais, quoique convalescent, il fut traité à la consultation jusqu'à la fin de la neuvième semaine, à ce moment il perdit les ongles. La partie, qui se détachait, se séparait de l'ongle sain et de nouvelle formation par une marge noire.

Dans ces cas, nous voyons que l'affection remarquable surtout par l'exfoliation générale de l'épiderme, et quelquefois des ongles est comparable aux fièvres éruptives par le peu de durée de l'affection, qui débutait avec des phénomènes fébriles assez intenses, et suivait une marche régulière, la desquamation se montrant ordinairement vers la fin du premier septénaire, tandis que la tendance aux récidives, l'absence de contagion élèvent une barrière infranchissable entre nos faits et de véritables fièvres éruptives. C'étaient donc des pseudo-exanthèmes. Mais une autre question se pose immédiatement, et ce sont justement ces récidives fréquentes qui doivent faire penser qu'il s'agit peut-être d'une diathèse, d'une maladie constitutionnelle, et nous voyons en effet qu'un de ces cas (obs. XI) a été décrit sous la rubrique «érythème scarlatiniforme rhumatismal: » Mais, en premier lieu, le nom d'*érythème scarlatiniforme* doit-il être réellement adopté pour les faits en question? Dans sa thèse qui paraît faite

sous l'inspiration de M. Hardy, M. Alméras donne comme
un caractère différentiel important avec la scarlatine, la
desquamation furfuracée, bien différente de la desquamation lamelleuse de la fièvre éruptive, et il se base même
sur le caractère de la desquamation pour rapporter à la
scarlatine une observation de M. Gubler, appelée par ce
savant médecin roséole miliaire, observation qui se rapproche beaucoup des faits que nous étudions en ce moment, et où l'éruption avait mis trois jours à envahir le
corps de bas en haut, sauf le haut du cou et la tête ; la
desquamation dans ce cas commença le sixième jour et se
fit par grands lambeaux. Dans le nouveau Dictionnaire,
M. Hardy est moins exclusif, et reconnaît que, quand
l'éruption a duré plus de deux jours, la desquamation
peut être semblable à celle de la scarlatine.

Aussi donc, pensons-nous que ce nom d'érythème scarlatiniforme conviendrait assez bien aux observations
ci-dessus, et nous n'étudions ici ces faits qu'à cause des
analogies de la période de desquamation, secondaire ici,
et n'étant pas le phénomène principal, tandis que, dans
les faits précédents, la desquamation dominait de beaucoup la scène. Nous rappellerons du reste que l'un de ces
cas a été appelé dermatite exfoliatrice par Wilson, et
rangé à côté d'autres cas de cette affection, que deux
autres ont été regardés par Rayer comme un intermé-
diaire entre le pityriasis rubra et les fièvres éruptives.

Devons-nous, en second lieu, admettre la nature rhumatismale de l'affection ? Nous trouvons en faveur de cette
opinion, dans l'observation VIII, l'existence de douleurs
rhumatismales qui ont gardé le malade au lit pendant
15 jours, neuf ans avant son entrée à l'hôpital, et qui
avaient laissé un souffle mitral comme trace de leur pas-
sage ; dans l'observation XI, l'apparition d'un rhumatisme
articulaire, 5 mois après l'érythème, et dans ce cas nous

croyons qu'il vaut mieux attribuer l'érythème à la diathèse
rhumatismale, que de supposer qu'il y a eu une scarlatine,
(ce qui n'est pas admissible eu égard à la marche successive de l'éruption, et au peu d'intensité de la fièvre), et
que celle-ci a éveillé la diathèse rhumatismale, soit que
l'on considère la scarlatine comme prédisposant au rhumatisme, soit qu'elle ne puisse déterminer son apparition
que chez des gens en puissance de diathèse. Nous ne voulons pas traiter ici cette grosse question, qui sort de notre
sujet, et qui, d'ailleurs, ne nous paraît pas soluble avec
des observations prises à l'hôpital.

Nous devons citer ici une observation fort intéressante
où se trouvent signalés des rapports assez intimes entre
la diathèse rhumatismale et la dermatite exfoliatrice. Dans
cette observation il s'agit d'un cas fort complexe où l'attention fut appelée, parmi d'autres phénomènes graves,
sur une éruption qui présentait certaines analogies avec
nos faits de dermatite exfoliatrice. Dans la convalescence
d'un rhumatisme articulaire aigu, après trois ou quatre
jours de malaise, apparaissent de l'oppression épigastrique, de la fièvre, de la toux, des râles sous-crépitants, et
le soir on constate une éruption morbilliforme, qui, bientôt, ressemble à de l'érythème papuleux, puis pâlit, en
même temps que la rougeur était modifiée par la complication d'ictère; enfin, apparut une desquamation abondante par plaques analogue à celle de la scarlatine, qui
se prolongea jusqu'à la mort de la malade, due à une méningite, vingt jours après le début de l'éruption. Le peu
de durée de la maladie n'a pas permis de se rendre compte
de la marche qu'aurait suivie l'éruption, de savoir si la
desquamation se serait renouvelée ; par conséquent nous
hésitons à lui assigner une place bien précise. Voici du
reste un résumé de cette observation :

Obs. XIII, recueillie par M. Fourestié, interne du service (1).

Rhumatisme articulaire aigu suivi d'érythème papuleux, d'ictère d'anasarque et de méningite (fausse apparence de scarlatine).

Madame X..., âgée de 39 ans, jouissant habituellement d'une bonne santé, et n'ayant aucun antécédent rhumatismal personnel ou héréditaire, arrivait de Hollande pour se distraire de chagrins assez vifs.

Dès son arrivée, elle fut prise de douleurs rhumatismales très-aiguës, et elle entra le 11 juin 1874, à la Maison de santé. Les articulations prises sont surtout les cou-de-pieds et les genoux. P. 110. Rien au cœur. Langue saburrale.

Du 12 juin au 19 juillet, le rhumatisme suit son cours, parcourant plusieurs jointures, mais se localisant surtout dans les articulations tibio-tarsiennes.

La propylamine 0 gr. 75, est donnée sans succès jusqu'au 18 juin et remplacée par le sulfate de quinine, qui détermine une amélioration rapide.

1er juillet. Elle peut se lever, mais on constate une parésie des muscles fléchisseurs des pieds qui cède les jours suivants à l'électrisation.

Le 19 commence une série de complications. Après 3 à 4 jours de malaise, la malade se plaint d'oppression épigastrique; elle a eu plusieurs frissons suivis de sueurs abondantes. Fièvre, toux, râles sous-crépitants. Soir, *éruption morbilliforme* : plaques d'érythéme papuleux, pâlissant sous le doigt, larges sur les avant-bras et les jambes, plus pâles, moins abondantes et plus petites sur la figure et le tronc. Conjonctives un peu rouges sans larmoiement, ni catarrhe nasal ; toux, pas de crachats. TA. 39°.

Le 20. L'éruption plus pâle sur les bras et jambes, a augmenté sur le tronc, principalement dans le dos, plaques un peu saillantes de formes variées, arrondies en croissant, confluentes, formant des marbrures avec des îlots de peau saine. Yeux moins rouges, peu de toux. Soir. TA. 39° Oppression forte dans l'après-midi, toux fréquente et par quintes sans crachats. Rien de nouveau à l'auscultation.

Le 21. TA. 38°6. L'éruption a pâli, mais a envahi les îlots de peau saine, et les plaques plus sombres sont franchement papuleuses. La malade ne tousse plus, les yeux ne sont plus rouges.

Le 22. Plus de fièvre. L'érythème est rose cuivré, certainement mo-

(1) Gaz. hebd., 1874, p. 769.

difié par le pigment biliaire, car les conjonctives sont très-ictériques, et l'urine bilieuse très-foncée, très-chargée de sels. Constipation. Limonade purgative.

Le 23. La peau est franchement ictérique. Pas de selle. Huile de ricin.

Le 24. On reconnaît encore l'érythème qui est cuivré, les papules des mains et des cous-de-pieds sont encore un peu rouges. Aucune douleur au niveau du foie qui est un peu volumineux. Anorexie. Pas de fièvre. Prurit général insupportable. Julep avec 4 gr. d'acétate d'ammoniaque. Poudre d'amidon.

Le 25 et 26. Même état.

Le 27. Œdème de la face et des mains ; rien aux membres inférieurs. P. 92. Picotements toujours aussi insupportables. Teinte verte ictérique de la peau. Ajouter 4 gr. d'alcoolature d'aconit.

Le 28. La face est tout à fait bouffie ; un peu d'œdème autour des malléoles. Aucune souffrance. P. 88. Urines riches en sels et en pigment biliaire, mais *sans albumine*. Léger abattement ; la malade est très inquiète de son état. Deux pilules de musc. Scammonée et calomel.

Le 29. Pas de selle. Lavement à la glycérine. Œdème moindre ainsi que l'ictère. Desquamation blanche et furfuracée, sur la figure, par larges plaques scarlatiniformes sur le dos des mains. Urines très-bilieuses.

Le 30. P. 96, peau un peu chaude, Œdème moindre. Dégoût pour les aliments, quelques nausées, yeux collés. Réponses lentes, somnolence invincible.

Le 31. Mieux ; pas de fièvre, l'œdème a disparu aux mains et à la face, persiste aux malléoles. Desquamation abondante par plaques, principalement sur les membres. Bain tiède.

1er août. La somnolence persiste. les yeux s'ouvrent avec peine, abattement plus marqué, pas de céphalalgie, inappétence complète. Tous les jours on enlève sur les mains de larges plaques épithéliales, l'épiderme qui se reforme, se fendille et ne tarde pas à desquamer à son tour. Ce phénomène a continué jusqu'à la mort.

— Le 3. Peau d'un vert foncé, urines aussi colorées, desquamation aussi abondante, somnolence un peu moindre, ancune douleur hépatique. Scammonée, calomel. Eau de Marienbad.

Le 4. Mieux, urines moins colorées, moins chargées de sels. Œil plus vif. Matières fécales décolorées. Inappétence complète.

Le 6. Vomissements alimentaires hier soir, blancs muqueux ce matin, accompagnés de selles liquides décolorées. Vésicatoire à l'épigastre. Lait glacé.

Le 7. Vomissements ce matin, pas hier. Douleur rétro-sternale très-vive.

Le 8. Nuit très-mauvaise ; agitation, cris de douleur, nausées ou vomissements continuels. Extrémités froides, pouls lent. Soir P. 104, chaleur fébrile, perte complète de connaissance, de temps en temps cris très-aigus hydrencéphaliques et ensuite coma. Les nausées continuent.

Le 9. Roideur du cou, contracture des bras et des jambes. A plusieurs reprises convulsions toniques générales. Insensibilité complète de la peau. Large vésicatoire sur la tête. Soir. Respiration rapide et bruyante, peau chaude, impossibilité de desserrer les dents.

Le 10. Mort á 7 heures du matin. L'autopsie n'a pu être faite.

M. Féréol y ajoute les réflexions suivantes : «Les complications d'ictère dans le rhumatisme articulaire aigu sont rares et généralement bénignes ; cependant, la troisième observation de Gubler, sur le rhumatisme cérébral, nous montre (avec du pus dans les gaînes synoviales, mais non dans les articulations, et avec un foie cireux) un ictère rhumatismal grave chez une Anglaise de 32 ans. La maladie se termina par une méningo-encéphalite diffuse, avec hydropisie ventriculaire. De grandes fatigues, le chagrin et une profonde misère semblent avoir été les causes déterminantes.

N'ayant pu faire l'autopsie de ma malade, je ne sais jusqu'à quel point l'analogie peut être établie entre les deux faits ; mais les symptômes offrent assurément des points de ressemblance. J'ajoute que, pour moi, le diagnostic ne saurait être douteux, et il a été accepté sans réserve par M. Cazalis, qui a vu la malade en consultation plusieurs fois avec moi.

L'éruption cutanée, au moment où elle se produisit, ressemblait à celle de la rougeole, beaucoup plus qu'à celle de la scarlatine. Il y avait un peu de toux ; mais bien que les paupières et les conjonctives fussent un peu rouges, pas de catarrhe oculo-nasal. Point de mal de gorge non plus. L'éruption dura tout un septénaire, avec des alternatives d'affaissement et de retour. Son caractère papuleux, manifeste dès le premier jour, s'accentua de plus en plus, prenant sur certains points l'aspect de l'érythème marginé. *Jamais* nous ne pûmes constater d'albumine aux urines, malgré une recherche quotidienne qui devint d'autant plus scrupuleuse, qu'une anasarque considérable se manifesta bientôt. Il se fit alors, principalement sur les membres, une desquamation par plaques analogue à celle de la scarlatine ; mais, la plaque épidermique tombée, on trouvait au-dessous un épiderme sec, fendillé, mortifié, qui ne tardait pas à fournir une desquamation nouvelle. Et cela dura ainsi jusqu'à la mort de la malade, si bien que ce fait me paraît, sous ce rapport, pouvoir être rapproché du fait extrêmement curieux, communiqué par M. Vidal à la société des hôpitaux.

Quant à l'ictère, il se présenta d'abord sous des apparences assez bénignes ; mais, à la longue, il prit une coloration foncée ; des symptômes de gastro-entérite, puis de méningite, se déclarèrent et emportèrent la malade.

Quel rôle ont joué, dans la terminaison funeste, l'ictère d'une part, l'éruption cutanée de l'autre ? C'est ce qu'il est peut-être difficile de préciser. Mais je suis porté à croire que ces deux complications ont été aussi graves l'une que l'autre, et leur développement presque simultané dans la convalescence d'un rhumatisme assez bénin en lui-même, quoiqu'un peu insolite dans ses formes, me paraît les rattacher directement à la diathèse rhumatismale. Certes, pour un médecin qui aurait examiné pour la première fois la malade, au moment où ces complications ont pris de la gravité, leur nature rhumatismale aurait pu paraître douteuse ; mais pour celui qui a suivi la maladie dès le début, et qui a assisté à ses phases, à ses transformations successives, le doute n'existe pas. Il y a eu là une diathèse rhumatismale à formes multiples et d'une gravité exceptionnelle, explicable jusqu'à un certain point par l'état moral assez fâcheux où se trouvait la malade, loin de son pays qu'elle regrettait par moments avec une nuance de nostalgie. »

Contre la nature rhumatismale de l'affection, nous devons signaler l'absence de rhumatisme articulaire dans les observations de Rayer, malgré les récidives fréquentes, et bien que les malades aient été suivis, et en particulier dans l'observation X, l'absence de transpiration, et l'exacerbation produite par les essais de sudation. Mais nous croyons inutile, pour notre sujet, de pousser plus loin cette discussion sur la nature de l'érythème scarlatiniforme, ou dermatite exfoliatrice pseudo-exanthématique. C'est une question à poser, et nous avouons que plusieurs observations parlent sérieusement dans le sens de la nature rhumatismale de l'affection, mais nous ne pouvons nous prononcer absolument, vû le peu de documents que nous possédons, et nous préférons nous en tenir à la description pure et simple de la maladie.

Nous citerons en dernier lieu un fait que nous avons trouvé dans les *Bulletins de la Société anatomique*; 1842, p. 207 :

« M. Desétangs montre des fragments d'épiderme enlevé en totalité sur les pieds et les mains, dont ils conservent encore la forme, chez un homme de 34 ans, affecté d'un eczéma impétigineux aigu, qui a duré trois semaines, et à la suite duquel il y a eu desquamation générale. » Nous donnons ce fait à part, parce que, à cause du peu de détails que nous trouvons, nous hésitons à lui assigner une place précise.

DEUXIÈME PARTIE

Avec ces faits nous pensons qu'il est possible d'esquisser une description de la dermatite exfoliatrice. Nous voulons insister de suite sur le mot *exfoliatrice*, pour séparer nettement les faits que nous citons, des descriptions que l'on donne habituellement des affections squameuses. En effet, si dans certains cas la transition de l'une à l'autre se fait insensiblement; si dans quelques cas même la dermatite exfoliatrice n'est qu'une sorte de transformation d'une de ces affections, du moins devons-nous rappeler qu'il y a évidemment une différence d'aspect bien plus grande entre nos observations et les cas de psoriasis et de pityriasis qu'entre ces deux affections, et nous n'avons pas besoin de faire remarquer que les caractères objectifs de l'éruption forment la base de la classification des maladies de peau d'après Willan, de la classification des affections génériques pour M. Bazin.

Sans doute, il serait plus philosophique de dire, avec M. Rayer, que la squame n'a pas toute l'importance qu'on lui attribue dans ces classifications, que c'est un phénomène secondaire, et qu'il vaudrait mieux s'attacher à un autre caractère pour classer l'affection. Sous le rapport anatomique, dit-il en effet, l'analogie des inflammations squameuses avec les inflammations exanthémateuses est incontestable. Dans les deux cas il y a congestion san-

guine suivie de desquamation : dans les inflammations
squameuses, ces deux phénomènes persistent en se repro-
duisant pendant un temps quelquefois très-considérable,
tandis que la rougeur et la desquamation se succèdent et
n'ont lieu ordinairement qu'une fois dans les exanthèmes.
Au reste, lorsqu'une inflammation exanthémateuse, l'érythème, par exemple, passe à l'état chronique, elle revêt
presque toutes les apparences des inflammations squameuses.

C'est une idée analogue qui a guidé M. Hardy, lorsqu'il
établit une division des diverses sortes de desquamation.
Celle-ci, dit-il, est normale ou inappréciable; ou bien con-
géniale et habituelle, et constitue l'ichthyose ; ou enfin
accidentelle et par le fait d'une maladie cutanée. Dans ce
dernier cas, les squames apparaissent primitivement et
constituent la lésion essentielle de la maladie : pityriasis
et psoriasis; ou bien elles sont consécutives, et l'exfoliation n'est que la dernière période de la maladie, primitivement plus profonde et présentant d'abord de la rougeur
et du gonflement : érysipèle, érythème, rougeole, scarlatine. Dans les maladies squameuses, proprement dites,
l'exfoliation épidermique se renouvelle pendant un temps
plus ou moins long; aux écailles qui tombent succèdent
d'autres squames destinées également à se détacher. Lorsque la desquamation est secondaire, elle n'a lieu ordinairement qu'une fois. Cette distinction est très-rationnelle,
et nous l'utiliserons plus bas pour établir deux groupes
principaux. Mais nous croyons qu'en clinique dermatolo-
gique, il est parfaitement légitime de se baser sur les caractères extérieurs de l'éruption, pour décrire un genre
spécial, lorsque ces caractères présentent des différences
aussi tranchées avec les autres affections de même ordre.
Partant de là, nous allons essayer de faire ressortir les caractères particuliers des dermatites que nous avons en vue

dans ce travail, et pour délimiter notre étude, nous nous baserons surtout sur deux faits principaux qui nous paraissent avoir une grande valeur :

1° L'*étendue* (et dans beaucoup de cas l'*abondance*) des squames, et l'importance de l'exfoliation qui est le phénomène saillant de ces affections.

2° La *généralisation* de l'éruption.

Voyons ce qu'il faut penser de ces deux faits.

Avons-nous raison d'attacher une telle importance à la largeur des squames? Nous rappellerons que les caractères de la squame sont un des principaux signes différentiels entre le pityriasis et le psoriasis. M. Bazin reconnaît, il est vrai, que la desquamation du pityriasis peut n'être pas toujours furfuracée, et présenter quelquefois des lamelles qui ont la largeur d'une pièce de un franc ; mais si, pour donner une idée de la formation de certains cas d'herpétide exfoliatrice, il dit qu'ils se produisent par un élargissement des squames du pityriasis ou du psoriasis, il n'en est pas moins certain qu'il a tenu un grand compte de cette différence, justement lorsqu'il a décrit à part l'herpétide exfoliatrice. Il est, en vérité, impossible de ne pas la distinguer complètement du pityriasis et du psoriasis ; autant vaudrait regarder l'herpès et le pemphigus comme une même affection.

M. Hardy, au contraire, attache moins d'importance à l'exfoliation générale et à grands lambeaux. Dans la troisième période de l'eczéma, la desquamation se fait, dit-il, par squames, depuis les lamelles larges et feuilletées du pemphigus jusqu'aux furfures du pityriasis et aux squames épaisses imbriquées, reposant sur une surface sèche du psoriasis ; mais on connaît la tendance de cet auteur à confondre toutes les maladies dartreuses, ce qui peut être certainement très-vrai en clinique, surtout au point de vue de la médication interne, mais ce qui n'empêche pas que, dans une description dogmatique, on s'efforce de séparer les choses dissemblables.

Nous avons vu plus haut que Rayer et M. Hardy rapprochaient, sous certains rapports, les inflammations squameuses et les inflammations exanthémateuses, mais aussi qu'ils s'accordaient à voir une différence essentielle dans l'existence ou l'absence d'un renouvellement rapide de l'épiderme et de la persistance de l'exfoliation. Or, il nous semble que ces deux dernières circonstances constituent un fait considérable, et si nous nous sentons assez disposé à abandonner le nom de dermatite exfoliatrice pour notre dernier groupe, nous nous appuierions volontiers sur ces arguments pour soutenir l'importance de l'exfoliation, quand elle se présente avec l'abondance et la persistance notées dans nos premières observations.

Pour le second caractère, nous ferons remarquer :

L'importance que M. Hardy attache pour le diagnostic à la non-généralisation des dartres ; c'est d'après lui un signe différentiel de valeur entre les dartres et le pemphigus foliacé.

L'opinion de Hebra qui, se basant sur ce fait, distingue avec soin le pityriasis rubra universalis de l'eczéma squamosum ; peut-être même pourrait-on lui reprocher de les trop séparer sur ce seul signe, car il dit plus loin que l'eczéma squamosum n'est qu'une forme locale de pityriasis rubra universalis, il est bien plus dans le vrai lorsqu'il invoque une différence clinique capitale, la gravité énorme du pityriasis rubra universalis, car tous les cas qu'il a observés, ont été mortels, et, en réalité, le fait même de la généralisation est bien évidemment une circonstance propre à aggraver le pronostic ; mais s'il peut servir à établir une variété, il ne peut servir, à lui tout seul, à constituer une différence de nature absolue entre deux affections.

Devergie se base aussi sur ce signe pour distinguer l'eczéma et le pityriasis rubra. Je n'ai trouvé dans Bazin aucune allusion à une affection squameuse absolument généralisée. Wilson signale à ce propos une distinction qui a une certaine importance; il sépare les éruptions en générales, et en partielles pouvant devenir généralisées; les premières apparaissent d'une manière subite et sont comme l'effet d'une propulsion morbide unique; pour les secondes, lorsqu'elles sont généralisées, il y a une série d'impulsions répétées et essentiellement successives. Il n'est pas besoin d'insister sur la différence de nature que doit impliquer souvent ce fait, que l'éruption est générale d'emblée, ou généralisée secondairement.

Ces considérations nous permettront, je pense, d'établir la légitimité de l'étude que nous faisons en réunissant sous un nom nouveau en France, mais proposé par un dermatologiste anglais éminent, quelques faits qu'il est difficile, à moins de forcer les analogies, de faire rentrer dans une des affections cutanées généralement acceptées chez nous. Mais nous ne croyons pas pouvoir rassembler dans une même description tous les cas que nous avons recueillis; on peut y distinguer de suite deux types principaux, selon que l'exfoliation épidermique aura plus ou moins d'importance.

Ainsi donc, nous admettons deux espèces de dermatite exfoliatrice.

Dans la première, l'affection est ordinairement subaiguë ou chronique et caractérisée surtout par un renouvellement plus ou moins abondant et répété de l'exfoliation. Nous y distinguerons trois variétés, sur lesquelles nous reviendrons plus loin, en nous basant sur l'existence de phénomènes généraux sérieux pour la première variété, et sur ce que dans la deuxième, l'affection sera primitive et présentera les allures d'une maladie aiguë, tandis que dans la dernière, l'affection se produira progressivement et comme par une sorte de transformation d'une éruption préexistante.

Dans la deuxième espèce, nous plaçons les cas où l'exfoliation ne s'est guère produite qu'une fois, où la maladie a suivi une marche franchement aiguë et comparable à celle des fièvres éruptives. Cette forme pourrait être appelée dermatite exfoliatrice pseudo-exanthématique.

Il y aura plus de profit à décrire séparément ces deux espèces.

PREMIÈRE ESPÈCE DE DERMATITE EXFOLIATRICE.

PRODROMES.

L'affection survient d'emblée, ou du moins se caractérise très-rapidement sans qu'il•y ait eu aucun trouble précurseur, ou bien elle a été précédée de quelques altérations de la peau, ou même d'une affection cutanée bien déterminée telle qu'un eczéma, un psoriasis ; mais cette différence ne paraît pas influer beaucoup sur les caractères de la maladie, ou plus exactement sur l'aspect de l'éruption, nous aurons à y revenir à propos de la marche et surtout quand nous discuterons la nature, et que nous chercherons à établir les variétés dont nous avons parlé plus haut.

DÉBUT.

Quoi qu'il en soit, la dermatite exfoliatrice, proprement dite, commence par une rougeur érythémateuse, qui dès le début est assez foncée, et qui rapidement, en quelques heures ou quelques jours, se généralise, ou qui est d'emblé générale, mais qui met toujours un temps très-court à envahir toute la surface du corps. Le début peut être marqué par un frisson plus ou moins persistant avec quelques troubles sympathiques, tels que nausées, état saburral, courbature, mais sans fièvre véritable. D'autres fois la fièvre est évidente dès le premier jour (obs. 1) et peut se prolonger plus ou moins. Nous devons citer à ce propos une observation inédite, due à M. Lailler, et où le début d'une poussée aiguë de psoriasis fut accompagnée de phénomènes généraux assez accusés pour que le médecin qui soignait la malade ait pensé à une rechute de fièvre typhoïde. En même temps le malade se plaint quelquefois de démangeaisons vives (obs, 1), d'autres fois l'absence de prurit est expressément signalée par les observateurs (Wilson).

PÉRIODE D'ÉTAT.

Bientôt, au bout de huit ou dix jours, la desquamation commence, et c'est alors que l'affection revêt ses caractères particuliers. L'épiderme semble d'abord se dessécher, il se sépare des couches sous-jacentes, et meurt sur place ; alors la rougeur initiale du derme est masquée par cet épiderme, transparent pourtant grâce à sa minceur, mais qui n'étant plus appliqué immédiatement sur la surface colorée ne permet plus de l'apercevoir. Cet aspect se renouvellera plus d'une fois dans le cours de la maladie. Mais bientôt cet épiderme se fendillera, se soulèvera sur les bords de la solution de continuité, et on le verra former alors des squames très-larges, de véritables lamelles. Celles-ci se soulèvent par leurs bords, soit par toute leur circonférence, soit plus souvent d'un seul côté, l'autre restant adhérent et étant recouvert par le bord libre d'une autre lamelle.

Cette superposition, cette *imbrication*, M. Hardy les signale dans beaucoup d'affections dartreuses, et peut servir à les distinguer du pityriasis rubra, où, selon lui, la juxtaposition simple des squames est un caractère important. Cette imbrication est un des faits les plus remarquables de la maladie que nous étudions, et se trouve notée dans toutes les observations avec un grand luxe d'images. On a comparé cet aspect de la peau à une armure, à une carapace à pièces mobiles, à une pâtisserie feuilletée, à de larges écailles de poisson. Chez un malade de Wilson (obs. 2) les lamelles saillantes semblaient tantôt des écailles imbriquées, tantôt, lorsque les lamelles étaient plus larges, elles ressemblaient à des franges ou à des haillons ; dans un autre cas, il les compare à des plumes adhérentes à la surface du corps.

Wilson insiste sur la *disposition* régulière de ces squames qui peuvent être rangées en lignes transversales ou parallèles peu écartées, qu'il compare aux ondulations d'une mer tranquille, ou à des lignes tracées à la craie sur un fond d'un rouge intense, de telle sorte que la main descendant le long de la jambe ne rencontrait aucune résistance, comme si elle eût passé sur une surface lisse, tandis qu'en remontant elle était arrêtée par le bord libre des lamelles. « Les lamelles exfoliées ont généralement une disposition allongée qui correspond aux plis de mouvements de la peau, elles sont libres seulement par le bord qui est d'accord avec les mouvements de la partie malade, un des bords étant dirigé en haut, l'autre en bas. » Cependant, dans une observation il parle de la disposition transversale des traînées d'épiderme exfolié sur les bras, longitudinale sur la face externe des cuisses. Chez nos malades nous n'avons pas remarqué une aussi grande régularité, mais nous avons noté à plusieurs reprises l'imbrication des lamelles, ce qui nécessite évidemment que les bords libres des lamelles soient tournés du même côté.

Ces squames ont une *grandeur* variable, cependant la segmentation des grandes lamelles non encore détachées, que nous avons signalée plus haut ne va pas jusqu'à former des squames furfuracées, elles ont au moins la largeur de l'ongle, de bractées de houblon (Wilson). Ce n'est que dans certains points que la desquamation est pityriasiforme, à la face où l'épiderme est naturellement trèsmince, et surtout sur la tête, ce qui est dû à la présence des cheveux, car, dans les cas où le malade est chauve, la desquamation s'y fait aussi par grands lambeaux. Les squames ont, par contre, ordinairement plusieurs pouces de long, un demi de large, nous les avons vues atteindre 10, 15, 25 centimètres, comprendre tout l'épiderme de la paume de la main, ou de la plante du pied. Cela ne se voit évidemment que dans les cas où l'on s'est abstenu de bains répétés et d'onctions fréquentes, et quand le malade a été abandonné à lui-même, ou recouvert d'un pansement protecteur; car le peu d'adhérence des lamelles explique leur chute facile, mais cela est purement temporaire comme on peut s'en assurer en lisant l'observation VI, où, une poussée eczémateuse ayant interrompu les bains et les onctions de glycérolé, les squames reprirent rapidement leurs anciennes dimensions, et furent de nouveau produites en grande quantité.

L'*abondance* des lamelles exfoliées est, en effet, un autre des principaux caractères de cette éruption. Devergie dit qu'on peut remplir 1, 2, 3 litres de squames. Wilson cite un cas où les lamelles exfoliées pouvaient atteindre plus de 2 onces en poids, et en volume plus d'une pinte par jour; dans un autre cas il a recueilli 8 onces, puis 7, puis 6 par semaine. M. Lailler, dans un cas de pemphigus foliacé a recueilli 60 grammes de lamelles par jour. Chez notre malade (obs. 1), le mode de pansement employé empêchait de recueillir les lamelles, mais elles s'élevaient certainement à un poids analogue. On voit donc que l'expression de flux épidermique employée par Wilson n'a rien d'exagéré. Le matin, on trouve sous le malade une véritable couche de lamelles épidermiques de grandeur variable; quand il enlève ses vêtements, ces squames volent dans l'air et tombent de tous côtés.

Les lamelles exfoliées ne sont pas blanches, opaques, micacées, stratifiées comme les écailles du psoriasis; ce sont des lames minces, légères, transparentes comme des pelures d'oignon, l'écorce du bouleau, de la gaze (Wilson). L'épiderme ne semble pas avoir subi de modifications, si ce n'est peut être sur certains points un certain degré d'amincissement, il est seulement détaché, on en aurait une idée assez juste en admettant que la couche cornée s'est séparée de la couche de Malpighi.

Dans l'observation I, nous avons vu l'épiderme des doigts se soulever en ampoules, et nous retrouverons ce fait signalé dans notre deuxième espèce de dermatite exfoliatrice (obs. 12), mais nous ne croyons pas qu'on puisse être autorisé à en faire de véritables bulles, ce qui serait une porte ouverte à certains auteurs pour faire de notre observation I un cas de pemphigus foliacé; nous croyons bien plutôt que c'est là une circonstance tout à fait accessoire, et qui doit être rapportée à l'intensité de l'inflammation et à la résistance de l'épiderme en ces points, comparable à ce qu'on voit dans l'érysipèle phlycténoïde, ou dans l'affection que M. Hardy a décrite sous le nom d'eczéma manuale. M. Devergie pense que, dans le pityriasis rubra, il peut se produire des bulles ayant pour enveloppes les squames préexistantes, et il cite même une observation à l'appui de son opinion; mais il reconnaît lui-même que le cas était compliqué de pemphigus, il est même assez vraisemblable que c'était un véritable pemphigus.

La desquamation est *généralisée;* c'est là un fait très-important, car nous avons dit plus haut que c'était un phénomène assez rare dans les affections cutanées. Or, la généralisation fut complète dans les observations de Wilson, car la paume des mains et la plante des pieds, d'abord indemnes, finirent par se prendre. Dans notre observation I, elle se produisit très-rapidement et fut très-persistante; chez d'autres, elle peut se produire d'emblée (Hébra, Wilson). Dans le pityriasis rubra, dit M. Devergie, la rougeur peut envahir la totalité de la peau, ce qui n'arrive jamais dans l'eczéma. C'est donc à juste titre, croyons-nous, que nous nous sommes appuyé sur ce caractère pour délimiter l'étude que nous voulions faire.

Ce n'est même pas seulement l'épiderme tout entier qui est atteint, ses annexes sont souvent pris aussi. Ainsi, nous avons noté (Obs. 1) la chute de tous les ongles et de tous les poils, cheveux, sourcils, cils, poils du pubis, des aisselles, de tous les phanères en un mot. Wilson a vu les ongles détachés et en voie de séparation, dans un autre cas, ils étaient épaissis, rudes et inégaux. Guiraud signale la chute des cheveux, cils, sourcils dans le pemphigus foliacé. Cette chute des ongles est encore un symptôme que nous retrouverons dans notre deuxième espèce.

Nous rappellerons enfin que, comme pour rendre plus complète encore cette généralisation, les muqueuses elles-mêmes peuvent être envahies. Dans l'observation I, la production de plaques diphthéroïdes sur les lèvres, la face interne des joues, la langue vint attester la participation de la muqueuse buccale à l'inflammation générale de la peau. Dans deux cas, une inflammation de la muqueuse balano-préputiale, et aussi de la conjonctive.

ÉTAT DU DERME.

Les lésions sont-elles limitées à l'épiderme? Sans doute l'exfoliation est le caractère le plus apparent de l'affection, mais nous savons que l'épiderme n'a pas de vie propre, qu'il n'est en quelque sorte qu'un produit de sécrétion; nous devons donc rechercher quel est l'état du derme. Nous avons déjà dit que le début de l'éruption est marqué par une rougeur intense; celle-ci persiste sous les squames, comme il est facile de s'en assurer en soulevant celles-ci, et il est impossible de nier l'état inflammatoire, quand on voit coïncider avec la rougeur, la tuméfaction qui s'étend même au tissu sous-cutané, la chaleur souvent intense, fait sur lequel nous aurons à revenir, de nier un trouble nutritif important, quand on voit des ulcérations se produire, quelquefois dans tous les points exposés à la pression, et même aller jusqu'à l'escharification. Si du moins on ne veut pas admettre l'inflammation franche, peut-être serait-il plus opportun encore de rapprocher cet état de la peau de l'inflammation catarrhale des muqueuses, où, comme l'on sait, l'hypergenèse épithéliale joue un si grand rôle. Rappelons ici l'opinion de Tilbury Fox, qui pense que ce n'est pas une véritable inflammation, que c'est bien plutôt une congestion active et intense en rapport avec l'hypergenèse épidermique, et qui s'appuie en particulier sur ce fait que, si le sujet meurt, on ne trouve aucune trace de la maladie, sauf la desquamation.

L'état inflammatoire de la peau est évident dans la plupart des observations. Wilson parle de la rougeur écarlate répandue sur le corps, Devergie compare la teinte à celle de l'écrevisse; nous l'avons vue très-intense dans les observations I et VI.

Dans quelques cas, la rougeur est due à une complica-

tion, à un érysipèle intercurrent comme dans une observation de Devergie, sur laquelle du reste nous avons fait
des réserves plus haut et que nous pensons pouvoir être
réellement un pemphigus chronique. Mais, étant admise
la possibilité d'un érysipèle intercurrent, nous pensons
que bien souvent on a rapporté à l'érysipèle ce qui n'en
était pas; Wilson semble émettre le même doute, lorsqu'il
dit qu'un de ses malades, sujet à une dermatite des mains,
fut soigné d'une dermatite de la face et de la tête comme
pour un érysipèle. Et plus bas lui-même parle d'un érysipèle phlegmoneux du membre inférieur, qui dura trois
mois et fut suivi d'une généralisation de la rougeur et de
la dermatite; nous ferons remarquer qu'il est difficile
d'admettre un érysipèle ayant une telle durée, et le fait
de la généralisation après la guérison de l'érysipèle doit
nous conduire à une interprétation plus rationelle, c'est-
à-dire à mettre au compte de la dermatite l'affection du
membre inférieur. Et si nous nous permettons cette sup-
position, c'est que bien souvent on a pris pour érysipèle
ce qui était tout autre chose, que M. Bazin insiste sur
l'erreur qui consiste à prendre un eczéma rubrum pour
un érysipèle, que nous avons vu plusieurs fois chez un
malade atteint d'un commencement d'éléphantiasis de la
jambe, des poussées d'érythème sur le membre malade,
s'accompagnant de phénomènes généraux graves, fièvre
intense, nausées, début brusque, et qui ressemblaient
beaucoup à l'érysipèle, sauf que la rougeur envahissait
de suite toute la jambe, et qu'il n'y avait guère d'extension consécutive. Bien souvent aussi certaines femmes
ont, à l'époque des règles, sur la figure des poussées d'érythème, qui au dire des malades ont été habituellement
traitées d'érysipèles par le médecin qui les soignait.

La participation du derme est encore démontrée par la
rétraction de la peau et la tendance à la fissuration. Wilson

signale la condensation avec infiltration de la peau,
de ses malades avait de la difficulté à ouvrir la bouch
à se mouvoir de crainte de rompre sa peau. Nous avo
vu (Obs 1) la peau de la figure tendue et comme rétract
de manière à attirer en bas le bord de la paupière inf
rieure, et à former une sorte d'ectropion, complication q
nous trouvons aussi notée dans une observation de per
phigus foliacé publiée par Hassan. Dans d'autres cas,
malade sent sa peau trop courte, c'est ce que nous avo
entendu répéter au malade que nous avons observé ch
M. Guibout (Obs. 6); chez lui il se produisait des fissur
aux membres, principalement à la partie postérieure d
cuisses, et aussi à la partie postérieure des bras et à
saignée. Nous devons dire que ce symptôme était ass
facile à conjurer et que l'application de glycérolé d'am
don simple ou tartrique suffisait à empêcher la productic
de cette complication douloureuse. L'ectropion au co
traire était plus tenace et ne disparut dans notre c
qu'après l'amélioration définitive de la maladie.

L'altération inflammatoire du derme est donc un fa
évident dans ces cas, mais il faut ajouter que la structu
de la peau n'est pas profondément lésée, je n'en veu
pour preuve que la reproduction si rapide des cheveu
poils et ongles (Obs. 1), dès que la convalescence con
mença.

Les modifications apportées dans la nutrition et les fon
tions de la peau se révèlent encore par l'*hypersécrétion*
pigment, que nous avons vue chez P..., à la fin de
maladie. Cet homme, dont le teint était blanc, nous a-t-
affirmé, présenta en effet, lorsque le non-renouvellemer
des squames permit de mieux juger l'aspect de la peau
une coloration brune très-accusée, générale, sur laquel
tranchaient d'une part des traînées blanches, qui existaier
sur la poitrine, et étaient dues à des cicatrices superf

cielles résultant du grattage, d'autre part des taches plus brunes disséminées, principalement sur le ventre et les cuisses; le malade était véritablement tigré; du reste cette coloration ne paraît pas persistante, ainsi qu'on peut le voir à la fin de l'observation. Nous devons rapprocher de ce fait l'opinion d'Hébra et de Devergie, qui disent que la peau prend une teinte brune terreuse dans le pemphigus chronique. Ici encore on peut se demander quelle est la part de la maladie, quelle est celle du traitement arsenical dans cette coloration générale avec taches plus foncées observées dans le cas cité, car un des principaux caractères de la coloration arsénicale, signalée pour la première fois par Devergie, est de se produire au niveau des points malades. Or, dans notre observation, la dermatite était générale, et nous ne savons s'il y avait des points plus gravement atteints correspondant aux taches plus brunes, mais nous ajouterons que la coloration arsénicale est plutôt jaunâtre café au lait, et non brune comme dans notre fait.

Y a-t-il une sécrétion liquide?—Devergie signale dans le pityriasis rubra, la sécrétion d'un liquide semblable à la sueur, assez abondant et empesant le linge. M. Hardy parle de la production d'un liquide peu plastique, comme sudoral, fétide dans le pemphigus foliacé. La surface cutanée était habituellement sèche dans les cas que nous avons observés de véritable dermatite exfoliatrice, comme dans ceux décrits par Wilson, sauf dans un où une légère exsudation visqueuse, une certaine humidité, qui fut observée au déclin de l'affection, fait, dit-il, penser à l'eczéma. Cependant, par moments et sur certains points, nous avons pu constater une certaine humidité et même une exudation assez abondante; mais ce n'était jamais que sur des points limités et spécialement au cou, à la partie

interne des cuisses, aux jarrets, aux saignées, aux aisselles, où l'épiderme est naturellement mince, et où la
peau est souvent en contact avec elle-même. La même
tendance dans ces points se montre dans d'autres cas,
il n'y a qu'à rappeler la différence d'aspect des syphilides,
selon qu'elles siégent sur un point quelconque du corps,
ou bien dans un endroit où la peau est adossée à elle-
même, comme entre les doigts, sur le scrotum, etc. Dans
d'autres circonstances on peut invoquer une modification
de la maladie; ainsi B... (Obs. 6), lorsqu'il eut une poussée
d'eczéma aigu sur les mains et les pieds, présenta sur le
corps un suintement très-manifeste sous les squames,
lorsqu'on les soulevait, et dans ce cas on peut certainement admettre un rapport entre l'eczéma des extrémités
et la sécrétion liquide sur le reste du corps. Quoi qu'il en
soit, cette sécrétion est toujours peu abondante, et on
peut établir que le plus souvent la peau est sèche, d'une
sécheresse remarquable comme dans plusieurs des observations de Wilson, chez le malade de l'observation VI à
son entrée, dans notre observation I, sur les endroits qui
étaient recouverts d'un pansement isolant comme la poudre d'amidon et protégés contre le grattage, comme Bazin
l'a signalé dans l'herpétide exfoliatrice où, dit-il « toutes
les sécrétions de l'économie sont même taries ou du moins
ralenties pour augmenter, pour ainsi dire, l'abondance
de la sécrétion épidermique qui est alors devenue la fonc-
tion principale. »

Dans une observation, Wilson dit que le malade exhalait une *odeur* désagréable de valériane. Devergie déclare
que les sujets atteints de pityriasis rubra ne présentent
pas d'odeur, mais qu'il y a une odeur nauséabonde toujours sensible dans le pemphigus ; M. Hardy signale
aussi une odeur fétide dans le pemphigus foliacé. Dans
notre observation I, au début, on percevait une odeur

fade peu caractéristique. Dans l'observation VI, nous avons à plusieurs reprises senti une odeur fade très-désagréable, bien plus prononcée.

Nous avons déjà parlé de la production *d'ulcérations*, *d'eschares*. M. Hardy admet que le pemphigus foliacé détermine des ulcérations profondes avec eschares, quelquefois même une véritable gangrène. Chez notre malade (obs. 1), nous avons vu des érosions nombreuses de la poitrine, des ulcérations véritables à la partie postérieure du cou, aux épines scapulaires, aux coudes, aux trochanters, des ulcérations suivies de gangrène à la région sacrée, au niveau des épines iliaques postéro-supérieures. Ces deux symptômes, ulcérations et eschares, sont en somme des phénomènes assez rares dans le cours de la dermatite exfoliatrice, car nous ne les trouvons pas mentionnés dans les autres observations. Cela tient surtout, croyons-nous, aux conditions spéciales où se trouvait notre malade. Chez lui, on ne pouvait invoquer un état grave de cachexie, car le moment assez précoce où les ulcérations se sont produites, l'absence de symptômes inquiétants à cette époque, la conservation de l'appétit, la guérison rapide des plaies, dès que l'eschare fut éliminée, doivent faire écarter cette cause qui paraît être la principale dans les cas de pemphigus dont parle M. Hardy. On peut expliquer suffisamment leur production, sans faire intervenir le mauvais état de la nutrition générale. Il faut remarquer en effet que, dans ce cas, la lésion locale s'est produite rapidement, que la dermatite a suivi une marche très-aiguë au commencement, et que par suite la résistance du derme a pu être altérée plus profondément, que si la maladie s'était produite plus lentement, et nous devons rappeler surtout que cette acuité de la maladie, et l'existence de la fièvre ont nécessité le décubitus prolongé; nous n'avons pas besoin d'insister sur cette cause d'eschare au sacrum. Mais, malgré l'importance que nous attribuons à ces causes locales, nous ne pouvons écarter absolument l'idée d'une influence d'un ordre plus élevé, d'une maladie générale dans ce cas, comme nous l'exposerons à propos de certains accidents qui se sont produits dans le cours de l'affection.

Le gonflement inflammatoire ne reste pas limité à la peau. « En raison de la rougeur, de l'épaississement de la peau et du léger gonflement du tissu cellulaire le malade atteint de pityriasis rubra semble avoir pris du volume. » (Devergie.) Dans l'observation I, cette tuméfaction générale était très-manifeste au début ; dans une autre (obs. 5), nous trouvons une sorte de gonflement général de la peau. Il semble bien probable, d'après l'aspect des malades, comme d'après la théorie du reste, que le tissu cellulaire est enflammé en même temps que la peau. Le gonflement inflammatoire est même admis par M. Hardy dans les trois périodes de l'eczéma, où cependant l'inflammation est ordinairement plus superficielle que dans la variété de dermatite que nous étudions. Il est fréquent, dit-il, à la face, aux paupières, aux aisselles, etc., et va quelquefois jusqu'à produire de petits abcès. Nous n'avons pas trouvé ceux-ci notés dans la plupart des observations que nous avons analysées. Wilson parle seulement de furoncles à l'occiput qu'il rapporte à la chaleur de l'oreiller. Chez notre malade, nous avons dû inciser plusieurs abcès qui s'étaient produits dans le tissu cellulaire sous-cutané, sans grande réaction, presque sans douleur aucune.

Douleurs ou troubles de la sensibilité cutanée. — M. Bazin insiste sur ces troubles dans les affections herpétiques, surtout sur le prurit qu'on observe fréquemment, quelquefois excessivement intense et de caractère variable, mais bien plus prononcé dans les éruptions qui ne présentent pas de sécrétions morbides appréciables ; ailleurs il dit que les démangeaisons, souvent assez intenses dans l'herpétide exfoliatrice, font quelquefois place, lorsque cette affection est secondaire, à une sorte d'insensibilité relative, qui contraste avec l'intensité qu'elles avaient, avant que l'affection générique primitive parvînt à la forme exfoliatrice. Le prurit, dit-il encore, peut aussi précéder les herpétides ou persister après leur disparition. Wilson note l'absence ou le peu d'intensité du prurit dans ses observations. Dans les observations V et VI, il y eut des démangeaisons modérées ; dans la première, elles furent plus vives et présentaient de temps en temps des exacerbations. L'une d'elles coïncida avec l'hypersécrétion de pigment, ou doit lui être attribuée. Jamais elles ne furent intolérables.

Je n'ai pas trouvé que des douleurs véritables fussent signalées, sauf dans les cas où la peau, comme rétractée, tendait à se fissurer. Quelquefois le malade accuse un sentiment de raideur qui s'explique bien par le gonflement de la peau et du tissu cellulaire sous-cutané.

Une autre modification de la sensibilité cutanée consiste dans les *sensations thermiques* perçues par le malade. Celles-ci sont, du reste, assez variables, mais la plus constante a été la sensation de chaleur ; Wilson signale dans un cas une sensation de chaleur brûlante, dans un autre, il s'y ajoute des frissonnements passagers qui durèrent autant que la maladie. Devergie dit que, dans la période d'acuité du pityriasis rubra, le malade brûle dans son lit, que cette chaleur brûlante est très-sensible à la main. Il signale d'autre part l'impressionnabilité au froid dans les cas compliqués de pemphigus. Dans notre observation I, il y avait une sensation de chaleur presque continuelle à certains moments, mais qui, pendant la plus grande partie de sa maladie, ne se montrait guère que vers la fin du jour, aussi se découvrait-il fréquemment, surtout la nuit. Cette sensation de chaleur s'accompagnait d'une élévation thermométrique quelquefois très-considérable, comme nous allons le voir.

La *température* n'a été notée exactement que dans notre observation I. Dans les autres on ne parle que de la chaleur perçue par le malade ou sensible à la main; l'élévation de la température a été considérable dans notre cas, jusqu'à 40°,4. L'accélération du pouls a été notée plus souvent, et la réunion de ces deux phénomènes semble mettre au-dessus de toute évidence l'existence d'un mouvement fébrile. Mais nous devons remarquer que les signes fonctionnels étaient toujours peu marqués, ce qui nous engage à faire quelques réserves. Ainsi, Wilson note 105 à 110 pulsations, mais il traite le pouls de nerveux, et dit que les fonctions digestives s'accomplissaient à peu près comme à l'état normal, la soif seulement était exagérée. Dans un autre cas, le pouls est resté longtemps à 110, n'est jamais tombé au-dessous de 100, il était souvent intermittent, et l'auteur voit un rapport entre cette circulation rapide et les allures brusques de la maladie. Dans notre observation 1, nous avons obtenu un tracé de température très-intéressant; le pouls était ordinairement en rapport avec la température, mais nous ne l'avons pas pris assez régulièrement pour en faire un tracé. L'inspection de la ligne thermique nous montre immédiatement l'existence de températures élevées, de grandes variations quotidiennes dues ordinairement à une forte rémission matinale, succédant à des exacerbations vespérales qui ont persisté jusque dans la convalescence. Enfin, nous y remarquons l'existence de petites périodes de quelques jours, caractérisées par une ascension graduelle du tracé, et qui sont en rapport avec l'existence de complications,

Pour les Températures [illegible] [illegible] Observation

[illegible table]

Tracé des Températures du 8 Mars au 21 Juillet _ Observation I.

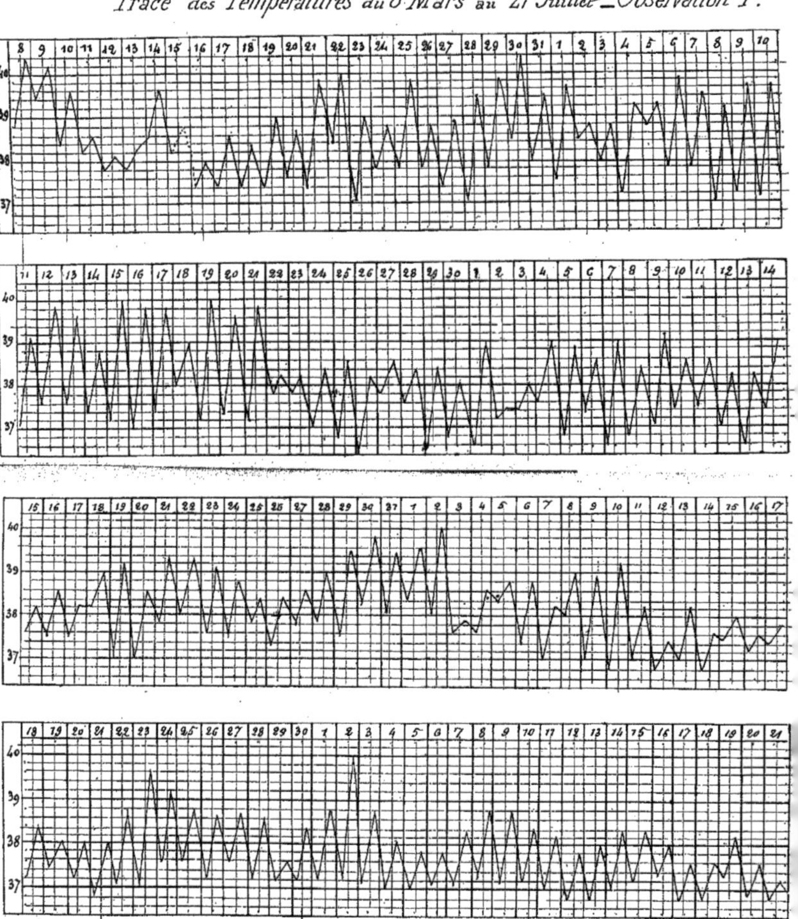

endocardite, abcès, diarrhée, eschares, œdème, poussée d'eczéma provoqué, polyurie. Il est évident qu'on n'a pas à chercher ici une marche cyclique, une régularité comparable à celle de la pneumonie, et c'est ce qui nous a engagé à donner le tableau des températures, bien que nous ne puissions pas répondre complètement de toutes celles du soir, ne les ayant pas toujours prises nous-même, mais, tel qu'il est, il suffit parfaitement à démontrer l'existence d'une véritable fièvre, surtout si l'on veut bien se rappeler que l'élévation vespérale coïncidait presque toujours avec une sensation de chaleur, et une perte de l'appétit qui contrastaient avec le bien-être et la vivacité de la faim que le malade ressentait le matin. Dans l'observation de pityriasis rubra pemphygoïde due à Devergie, l'apparition d'un état fébrile à forme intermittente ou rémittente marqua le début de la complication de pemphigus.

MANIFESTATIONS VISCÉRALES

Il semble, au premier abord, en voyant la généralisation de l'éruption, l'intensité de l'inflammation cutanée, quand on se rappelle, d'autre part, les troubles graves observés dans les expériences où l'on supprimait les fonctions de la peau, que l'on ait de nombreux troubles viscéraux à craindre ; mais, ou bien ils sont rares et peu prononcés, ou bien les observateurs, préoccupés surtout de l'aspect de l'éruption, ont négligé d'insister sur les phénomènes généraux ; et en fait nous ne trouvons que peu d'indications sur ce sujet dans les diverses observations.

Les fonctions digestives ont été généralement peu troublées dans les cas que nous avons analysés, et peut-être est-ce là la cause de l'heureuse issue de la maladie. Quelquefois, mais rarement, le début de l'affection a été marqué par des nausées, mais sans vomissement, et ce symptôme ne persistait pas. L'appétit était peu troublé le plus souvent, sauf par moments, le soir par exemple, lorsque la fièvre présentait une exacerbation vespérale, ou bien au moment des complications ou des poussées successives de la maladie. Ce n'est que par exception que nous avons vu la diarrhée se montrer dans le cours de la dermatite exfoliatrice, et ce point est à noter soigneusement pour séparer l'affection du pemphigus foliacé qui produit si souvent une diarrhée cachectique ; nous avons noté, avec un soin peut-être exagéré, son absence presque complète dans notre observation I. Plus fréquemment, au contraire, il y avait de la constipation, et nous l'avons vu persistante chez notre malade ; dans ce cas, on pouvait peut-être invoquer le séjour prolongé au lit pour expliquer ce phénomène, mais une autre cause très-vraisemblable consiste dans une diminution des sécrétions intestinales qui, suivant la loi de balancement, résulterait de l'hypersécretion cutanée si considérable. C'est de même par l'abondance de la production épidermique (et aussi par la chaleur cutanée) que Wilson explique la soif intense sans fièvre véritable observée chez plusieurs de ses malades. Bazin dit encore que dans l'herpétide exfoliatrice toutes les sécrétions de l'économie sont ralenties au profit de la sécrétion épidermique.

Cette production excessive est une des causes d'épuisement pour le malade, et en effet nous trouvons dans plusieurs observations que le sujet a beaucoup maigri, que ses forces ont considérablement diminué, que la peau flasque se laisse plisser facilement, du moins dans le sens transversal, car dans le sens de la longueur des membres elle était, au contraire, rétractée ; P... avait perdu plus de 15 kilog. de son poids. La nutrition souffre donc beaucoup, et cela malgré un appétit souvent assez fort ; cette nutrition insuffisante peut expliquer les sensations de frissonnement observées chez plusieurs malades.

Nous n'avons pas trouvé de symptôme qui indiquât que le foie fût touché, fait que nous devions rechercher à cause de la fréquence des lésions hépatiques dans le pemphigus.

L'étude de la sécrétion urinaire s'imposait aussi à nous en présence d'une inflammation de tout le tégument externe, et *à priori*, en nous rappelant les expériences de Fourcault, nous pensions trouver de l'albuminurie chez notre malade. Mais l'examen de l'urine fait dès son entrée et répété longtemps chaque jour, puis à plus long intervalle nous a toujours montré l'absence d'albumine et de sucre ; la seule altération notable chez lui a été l'existence assez abondante d'urates dans les premiers temps, puis, vers la fin de sa maladie, il a pendant quatre ou cinq jours sécrété une quantité anormale d'urine, trois ou quatre litres. Recherchant alors dans les autres observations, nous avons trouvé notée dans presque toutes cette absence d'albuminurie, et cela tandis que l'œdème était un symptôme fréquent. En y réfléchissant, nous pensons que l'absence d'albuminurie n'est pas, comme on peut le croire tout d'abord, en contradiction avec les expériences de Fourcault. En effet, la peau de nos malades n'était pas entravée dans ses fonctions, comme si elle eût été recouverte d'un vernis ; la production incessante des squames n'empêchait pas les fonctions de sécrétion de la peau, et surtout la minceur de la couche de cellules épidermiques qui recouvrait le derme au-dessous des lamelles à moitié détachées, et l'intégrité ou même l'exagération de la circulation du sang dans la peau, ne pouvaient qu'être favorables aux échanges gazeux qui se font à travers le tégument externe.

Nous venons de parler d'œdème ; c'est encore un symptôme que nous avons trouvé dans plusieurs observations ; on a noté surtout l'œdème des malléoles, quelquefois (obs. 1), l'œdème avait envahi la plus grande partie de la jambe, les coudes, et dans ce cas nous avons vu encore une hydarthrose assez considérable des deux genoux ; jamais d'épanchement dans les séreuses viscérales. Nous insistons encore sur ce fait, que cet œdème ne s'est jamais accompagné d'albuminurie, comme on l'a noté expressément dans plusieurs observations.

Fallait-il, dans notre cas, faire intervenir la diathèse rhumatismale pour expliquer l'hydarthrose double ? Nous ne le pensons pas, vu l'absence de douleur et de rougeur, vu l'intégrité des autres jointures, mais c'est une hypothèse qu'il fallait discuter, parce que, quelques jours auparavant, le malade avait présenté des signes évidents d'endomyocardite qui laissa un souffle mitral longtemps persistant. Nous devons rapprocher ce fait, sur lequel nous reviendrons plus bas, des manifestations cardiaques qui se produisent dans le cours des fièvres éruptives, ou qui ont été décrites dans l'érysipèle de la face, par mon distingué collègue Sevestre. Ce dernier a rapporté aussi dans sa thèse un cas de pemphigus foliacé, datant de deux mois, où l'on trouva, à l'autopsie, sur tout le pourtour de l'orifice mitral une ligne de petites végétations grenues qui semblaient de date récente ; citons, enfin, un cas publié par M. Brouardel dans les *Bulletins de la Société anatomique* de 1865 : « L'existence de lésions viscérales n'est pas rare dans l'eczéma étendu. J'ai eu l'occasion de voir un malade chez qui un eczéma, occupant presque toute l'étendue de la peau, s'est accompagné de péricardite violente. »

Peu de troubles du côté de l'appareil pulmonaire ; la bronchite est signalée dans l'observation III, sans que Wilson indique s'il y avait un rapport entre la dermatite et l'inflammation des bronches. Dans notre observation I, nous avons signalé un accès d'étouffement passager, qui disparut spontanément, en laissant seulement quelques râles qui ne persistèrent point.

Dans cette même observation, enfin nous trouvons un accident qui n'est pas signalé dans les autres, je veux parler de phénomènes de paralysie que l'on constata pendant la convalescence, et dont le début remonte à une date indéterminée. Ce fut, en effet, lorsqu'il commença à marcher, que le malade s'aperçut d'une faiblesse assez prononcée de la jambe droite ; la paralysie portait sur la plupart des muscles innervés par le nerf tibial, elle était incomplète pour le jambier antérieur et l'extenseur commun des orteils, complète pour l'extenseur propre du gros orteil. La contractilité électrique avait subi les mêmes atteintes que la contractilité volontaire. Du reste, l'électrisation amena une amélioration rapide, mais qui resta incomplète pour l'extenseur propre. La sensibilité n'avait jamais été compromise dans aucun de ses modes.

On peut voir que les phénomènes généraux que nous venons de passer en revue forment un ensemble assez disparate, et sont assez peu constants pour qu'il y ait lieu de rechercher quels sont leurs rapports avec l'éruption, nous y reviendrons plus bas, quand nous discuterons la nature de l'affection, et que nous rechercherons s'il faut établir des variétés distinctes.

MARCHE, DURÉE, TERMINAISONS.

Dans la plupart des cas le début a été brusque ou rapide; mais, tandis que dans les observations 1 et III, l'affection a débuté, pour ainsi dire, d'emblée, chez la plupart, le malade souffrait déjà d'une affection cutanée: sécheresse de la peau avec desquamation et fissure de la paume des mains,

de la plante des pieds, inflammation d'un membre traitée par Wilson d'érysipèle phlegmoneux, mais dont la
nature nous paraît douteuse, ou bien eczéma en placards,
ou enfin psoriasis.

L'affection une fois constituée suit une marche assez
constante ; en quelques jours l'éruption se généralise, si
elle n'était pas générale d'emblée, et en même temps
l'exfoliation augmente d'abondance. Alors commence la
période d'état pendant laquelle l'affection reste stationnaire, ou plus exactement subit une série d'aggravations
et de rémissions alternatives caractérisées surtout par
l'état de la peau, mais s'accompagnant souvent de phénomènes généraux. M. Devergie décrit dans le pityriasis
rubra une période d'acuité, remarquable par les sensations
de chaleur perçues par le malade, et une période de décroissance, où la chaleur et la sécrétion diminuent, tandis
que la production épidermique continue ; nous n'avons
rien vu d'aussi régulier, et Wilson note dans un cas que
l'affection se termina par une diminution de la rougeur,
en même temps qu'il se produisait une sécrétion visqueuse,
qu'il compare à l'eczéma, et qui lui suggère l'idée que la
maladie primitive pourrait bien être un eczéma, où l'exfoliation épidermique aurait pris la place de l'exsudation
séreuse. Dans une autre de ses observations, comme dans
notre cas, on voit la rougeur de la peau diminuer, et les
lamelles épidermiques devenir plus minces et plus étroites,
jusqu'à être furfuracées. Lorsque la dermatite exfoliatrice
s'est produite dans le cours d'un psoriasis, il n'est pas rare
de voir, à la fin de la poussée aiguë, reparaître les taches
primitives de psoriasis, et alors celui-ci ne guérit que plus
tard, soit spontanément et comme par le bénéfice de la
poussée exfoliatrice, soit par un traitement approprié, ou
bien, enfin, il persiste.

Dans tous les cas que nous avons rassemblés, la terminaison a été favorable et la guérison a été complète ; les ongles qui avaient poussé altérés pendant la maladie chez quelques-uns, reprenaient leur aspect normal dans les portions produites les dernières ; chez d'autres, où la chute des poils et des ongles avait été plus ou moins complète, on les voyait repousser pareils à ce qu'ils étaient auparavant, et la seule trace longtemps persistante de l'affection était l'excès de pigment sur la peau qui, du reste, peut finir par disparaître complètement. Quelquefois cependant, les ongles poussaient d'abord altérés, et ne reprenaient que plus tard leur état normal, ou bien ils tombaient de nouveau pour être remplacés par des ongles sains.

La durée est variable, un, deux, quatre mois et plus, selon que l'affection a été simple, ou qu'il y a eu des complications, telles que amaigrissement considérable, eschares. On voit donc que la durée est toujours longue, et l'on s'étonnera peut-être que nous ayons intitulé certaines de nos observations : dermatite exfoliatrice aiguë, mais il nous semble que c'est l'allure d'une maladie, plutôt que sa durée absolue, qui doit la faire regarder comme aiguë ou chronique.

Récidives, rechutes. —Du reste, la durée de la maladie est souvent augmentée par la production de rechutes ou de récidives. Celles-ci seraient presque la règle dans le pityriasis rubra de Devergie. Hassan, d'après M. Hardy, signale la fréquence des récidives dans le pemphigus chronique, mais toujours avec un intervalle d'au moins deux à six ans; il parle cependant d'un cas où l'éruption se produisit deux années de suite. Dans l'observation VI, il y avait déjà eu, plusieurs fois, des accidents semblables à ceux que nous avons observés.

NATURE. VARIÉTÉS.

On peut voir par les pages qui précèdent que nous avons compris sous le nom de dermatite exfoliatrice des cas assez différents, et qui ont été décrits par les auteurs sous des appellations très-diverses. Nous croyons, en effet, qu'il y a avantage à réunir sous ce nom un peu vague bien des faits qu'on a fait rentrer soit dans le pityriasis rubra, soit dans le pemphigus foliacé, soit dans le psoriasis, soit dans l'herpétide exfoliatrice, et qui, en réalité, ne présentaient qu'imparfaitement les caractères de ces affections; nous citerons à l'appui de cette opinion l'observation suivante, tirée de la thèse de M. Hassan, et qui a été intitulée différemment par M. Hardy et par M. Bazin, qui tous deux ont vu le malade, pemphigus foliacé par le premier, herpétide exfoliatrice par le second.

Obs. XIV. — Pemphigus foliacé (obs. XVII, th. Hassan). Résumée.

S... (Pierre), âgé de 71 ans, entré le 11 août 1868 dans le service de M. Bazin. Né de parents très-bien portants, il n'a eu qu'une variole dans son enfance, et une fluxion de poitrine qui dura longtemps. Onze ans avant son entrée à l'hôpital il avait eu une affection semblable à celle d'aujourd'hui ; il en guérit en trois mois à la suite d'onctions faites avec un mélange de gros vin et de chandelle.

En février 68 il perd sa femme et en éprouve une grande tristesse qui est probablement la cause de la maladie actuelle.

En juin, courbature, affaiblissement. Dès le lendemain, vives démangeaisons ou douleurs sur divers points, puis larges plaques rouges qui sont bientôt le siége d'un soulèvement épidermique. Il dit avoir détaché des lambeaux d'épiderme aussi longs que l'avant-bras, les pieds se sont enflés, et l'éruption s'est généralisée. Cet état dure depuis six semaines.

Il est affaibli par la maladie plus que par l'âge.

Un peu de chaleur à la peau due bien plus à la phlegmasie cutanée qu'à la fièvre, le pouls est à 60. Appétit conservé, pas de diarrhée. Urine normale. Il tousse un peu.

Le corps est couvert de lamelles plus ou moins épaisses, quelques-unes cassées laissent voir des éraillures de la peau. Sur le tronc, la face et le cuir chevelu pellicules minces blanchâtres. De plus, sur la poitrine et le ventre, nombreuses bulles différentes du pemphigus bulleux, croûtes jaunâtres de pemphigus bulleux. Sur les mains et les doigts jusqu'aux ongles, lamelles épidermiques plus épaisses que sur les bras, si bien qu'il semble avoir un eczéma des ongles ; il ne peut ouvrir les mains tellement la peau des faces palmaires est roide et rétractée.

Pieds un peu enflés, face plantaire fendillée, recouverte de squames très-épaisses, les ongles sont comme ceux des mains.

L'éruption a envahi les conduits auditifs, la face et le cuir chevelu. Démangeaisons.

On croit à un eczéma généralisé et on donne des bains d'amidon.

M. Hardy voit le malade, admet un pemphigus foliacé, et conseille : vin de quinquina, arsenic, poudre d'amidon, pas de bains. Cancroïde de l'angle externe de l'œil gauche.

2 septembre. M. Bazin en fait une herpétide exfoliatrice, et donne des bains alcalins tous les deux jours, ac. phénique au 1ʈ1000 sur les excoriations.

Le 5. Soulagement apparent. Les croûtes sont tombées, les yeux sont rouges et un peu douloureux, les paupières renversées en dehors, rouges sur leurs bords. La démangeaison a augmenté, la peau est sèche. Urine normale. Pas de diarrhée. La peau de la paume des mains et des pieds est devenue souple.

Le 14. Etat général meilleur ; pas de nouvelle poussée, la peau couverte de pellicules est moins rouge qu'immédiatement après la chute des croûtes. Solution arsenicale.

Le 22. Le malade va beaucoup mieux. Plus de croûtes imbriquées. Les yeux sont molns rouges, il reste deux petites bulles sur la conjonctive.

Le 27. Amélioration ; pas de poussée nouvelle.

Le 30. Il a eu de la fièvre. Supprimer les bains.

2 octobre. Depuis la suppression des bains, tout le corps est couvert de croûtes.

Le 9. Nouvelle poussée ; bulles peu apparentes rompues. Tout le corps est couvert d'une quantité considérable de squames minces comme du papier, qui forment une couche épaisse dans le lit. Tous les cils des paupières inférieures sont tombés. Etat général mauvais. Bronchite.

Le 19. Sur le tronc, six grosses bulles qui se sont déchirées et ont formé des croûtes assez épaisses bien distinctes des squames du pemphigus foliacé.

4 novembre. La peau est devenue très-sèche et couverte comme par des écailles de poisson. La bronchite s'aggrave, les crachats sont sanguinolents.

6 décembre. Aggravation générale. Mort prochaine.

On nous accordera bien que, dans ce cas du moins, les caractères de l'affection n'étaient pas assez tranchés pour que le nom de la maladie s'imposât de lui-même, et par suite nous pensons qu'on doit étudier les cas analogues d'une manière générale, en se basant surtout sur les caractères extérieurs et les ressemblances de l'éruption, en attendant qu'un nombre suffisant de faits permette d'établir définitivement une classification, qui nous paraît prématurée actuellement. Cependant il est bon, dès maintenant, après avoir réuni les cas où l'exfoliation épidermique constitue le caractère principal de la maladie par son abondance et sa ténacité, de chercher s'ils ne présentent pas certaines différences qui pourraient nous permettre d'ébaucher une division. Or, nous croyons pouvoir faire un essai de classification en nous basant, d'une part, sur les phénomènes généraux qui accompagnent ou suivent l'éruption ; d'autre part sur le mode de début, la marche de l'éruption, l'existence ou l'absence d'affection cutanée antérieure. Parmi nos observations, nous n'en trouvons qu'une où les symptômes généraux furent très-accusés ; c'est la première, où nous relevons une endomyocardite, une paralysie partielle, des eschares. Ces complications sur lesquelles a insisté mon excellent maître le D\u2009Vidal, lorsqu'il a présenté le malade en question à la Société médicale des Hôpitaux, le 22 octobre 1874, sont évidemment assez importantes pour établir une différence notable entre ce cas et les autres que nous avons rapportés. Elles rapprochent, en effet, ce fait des fièvres éruptives, de l'érysipèle, et font forcément penser à une maladie générale.

Dans les autres cas, ou bien il n'y a pas de phénomènes généraux, ou bien ceux-ci sont peu marqués et sans importance, nous faisons abstraction du cas de M. Feréol, où les accidents sont trop complexes, et où la malade a vécu trop peu de temps pour que nous puissions l'utiliser pour élucider cette question toujours si obscure de la nature d'une maladie. Nous avouerons seulement que la production de récidives, dans plusieurs observations, amène nécessairement à penser à une cause diathésique.

Ces différents faits forment notre deuxième et troisième variété. Dans la seconde se rangeront les trois observations de Wilson, où l'affection exfoliatrice s'est montrée soit primitivement, soit dans le cours d'une affection tout à fait distincte, l'eczéma, par exemple, et alors on ne peut faire autrement que d'envisager la poussée exfoliatrice comme une maladie nouvelle, ou du moins comme une complication assez spéciale pour être décrite à part. Dans ces cas, l'affection a débuté brusquement ou rapidement, et a affecté ensuite les allures d'une maladie aiguë.

Le troisième comprend les observations V, VI, VII, et nous aurions pu en réunir facilement un plus grand nombre ; ce sont des cas qui rentrent pour la plupart assez bien dans la description que Bazin a donnée de l'herpétide exfoliatrice. Dans ces faits, la maladie peut marcher assez rapidement, mais le plus souvent elle affecte une marche subaiguë ou chronique, et surtout elle se produit par une sorte de transformation d'une éruption préexistante, d'un pityriasis, d'un psoriasis surtout.

DIAGNOSTIC.

Nous pouvons passer rapidement sur ce chapitre, à cause de la longue critique que nous avons faite de l'observation I, et où nous avons comparé plusieurs affections à celle que nous décrivons. Le diagnostic sera basé principalement sur l'aspect des squames, leur abondance, leur généralisation.

Nous n'avons pas à insister sur le diagnostic avec l'eczéma, où jamais on n'a rencontré de squames aussi abondantes, aussi larges, aussi généralisées, où il y a une sécrétion séreuse, importante; il n'y a pour ainsi dire que des différences, et nous n'en aurions pas parlé si Wilson ne paraissait pas assez enclin à prendre comme synonymes « dermatite exfoliatrice, » et « eczéma foliacé », à cause de la succession de la maladie à un eczéma ordinaire, et de la possibilité de l'apparition de celui-ci comme complication dans le cours de la dermatite exfoliatrice, et s'il ne tendait pas même, comme nous l'avons dit plus haut, à regarder la production foliacée comme un équivalent de la sécrétion séreuse de l'eczéma. Je n'ai d'ailleurs pas besoin de faire remarquer la tendance qu'ont les Anglais, et en particulier Er. Wilson, à donner au mot eczéma un sens très-large.

Le pemphigus foliacé se distinguera par la forme des lamelles plus ou moins circulaires, grandes comme une pièce de deux francs en moyenne, rarement imbriquées, adhérentes au centre et libres à la périphérie, au lieu des lamelles plus larges, imbriquées, adhérentes par un bord, libres par l'autre, par la production de temps à autre d'une bulle, mal formée souvent, il est vrai, mais d'une bulle enfin, ce que nous n'avons retrouvé dans aucune de nos observations, et en même temps par un état d'humidité plus ou moins prononcé, au lieu de la sécheresse remarquable que nous avons constatée ordinairement, par la durée qui est au moins de deux ou trois ans, enfin la terminaison habituellement fatale.

On comprendra, d'après ce que nous avons dit plus haut, que nous ne fassions pas le diagnostic avec l'herpétide exfoliatice, car les caractères cliniques sont les mêmes, et nous regardons cette affection comme une variété de la dermatite exfoliatrice.

Le psoriasis, quand il se présente sous son aspect classique, est réellement trop différent de la dermatite exfoliatrice pour que nous prenions la peine de réunir les caractères différentiels, mais dans certains cas il se modifie, au point de devenir une véritable dermatite exfoliatrice, et la transition entre les différents cas peut être assez douce pour qu'il soit impossible d'établir une ligne de démarcation bien nette. Ici encore, pas de diagnostic à établir.

Dans le pityriasis rubra de la plupart des auteurs, on ne voit pas une desquamation à lambeaux scarlatiniformes, mais des squames fines, étroites, ayant au plus un centimètre de large. Le pityriasis rubra de Duvergie présente, il est vrai, des squames très-larges, mais la sécrétion séreuse est habituellement abondante ; du reste nous avons déjà parlé des attaques qui avaient été dirigées contre la description que ce médecin a donnée, et, en fait, peut-être a-t-il confondu sous ce nom des cas d'eczéma, quelques cas de pemphigus, et enfin des cas qu'il serait plus convenable d'appeler dermatite exfoliatrice.

PRONOSTIC.

La terminaison a été heureuse dans les cas que nous avons rassemblés, mais si l'on se souvient d'une part de l'amaigrissement de notre malade (obs 1), des complications sérieuses qu'il a présentées, endomyocardite, paralysie partielle, eschares : si l'on pense, d'autre part, aux phénomènes de cachexie signalés dans l'herpétide exfoliatrice, on ne peut s'empêcher dans beaucoup de cas de craindre une issue fatale. C'est surtout sur l'état général que l'on devra se baser pour porter un pronostic ; il est très-important en particulier de bien étudier les fonctions digestives, car nous devons rappeler ici que, dans toutes nos observations, elles ont été peu troublées, ce qui explique comment les sujets ont pu résister à des causes de déperdition aussi considérables, et doit engager à espérer malgré la gravité apparente. En présentant à sa clinique le malade de l'observation VI, M. Guibout, tout en portant un pronostic des plus sérieux, et conforme à l'opinion de M. Bazin sur la gravité de l'herpétide exfoliatrice, nous faisait remarquer cependant, et à juste titre, comme l'événement l'a prouvé, que la conservation de l'appétit et l'intégrité de l'appareil digestif devaient faire entrevoir la possibilité de la guérison.

ÉTIOLOGIE.

Nous n'avons que des idées assez vagues sur les causes de cette affection, car nous n'avons trouvé que peu de renseignements sur ce point dans les observations dont nous disposions ; cela est d'autant plus à regretter que la connaissance des causes aurait contribué à élucider la question de nature.

L'hérédité ne paraît pas avoir une grande part dans la production de l'affection. Wilson ne la mentionne pas ; nous l'avons recherchée avec soin, notamment dans notre première observation, mais en vain, cependant nous sommes loin de la rejeter.

L'âge a peu d'influence, les malades étaient adolescents,

adultes ou déjà âgés. Wilson indique l'âge avancé et la débilité. Le sexe masculin paraît plus sujet à l'affection ; toutes les observations que nous donnons ont été recueillies sur des hommes ; le seul exemple cité chez une femme par Wilson, avait trait à une forme locale. Le tempérament n'a pas été noté dans la plupart des observations ; notre malade (obs. 1) semblait avoir un tempérament sanguin, et si l'on voulait absolument voir une prédisposition constitutionnelle chez lui, on aurait, je crois, de la peine à se prononcer ; l'herpétis serait encore l'hypothèse la plus vraisemblable, à plus forte raison dans les observations V, VI, VII, qui peuvent être appelées herpétide exfoliatrice, cependant dans l'observation V, l'absence de tout antécédent diathésique ou constitutionnel est expressément notée,

Les émotions morales, les chagrins, ont-ils une part dans l'éclosion de la maladie ? Nous ne trouvons pas ce fait signalé, nous rappellerons seulement les rapports qui unissent la dermatite exfoliatrice ou psoriasis. Or celui-ci, qui est toujours dartreux pour M. Hardy, et souvent pour M. Bazin, est assez souvent produit par les chagrins violents ou répétés ; nous avons déjà parlé d'une belle observation de M. Lailler où le psoriasis présentait une généralisation remarquable, et se rapprochait sur certains points de notre description ; dans ce cas il y avait eu une poussée aiguë à la suite d'une émotion morale très-vive.

L'attention des observateurs n'a pas été attirée sur l'importance que pouvait avoir l'alimentation, il est donc difficile de se faire une opinion sur ce sujet. Dans le seul cas où nous avons pu le rechercher, le malade avait une nourriture saine, ne faisait pas usage de charcuterie, de mets épicés, mais il buvait une quantité exagérée de liquides alcooliques.

Parmi les causes extérieures qui ont pu déterminer la production de la dermatite exfoliatrice, nous voyons signalée l'influence du refroidissement dans les observations II et IV. Celle des professions n'a pas été étudiée, nous dirons seulement, et à titre de comparaison, que dans notre cas, le malade avait habituellement les bras dans l'eau, ce qui est une cause de pemphigus pour beaucoup d'auteurs, mais, par contre, que chez lui l'éruption a débuté ailleurs.

L'influence des saisons n'a pas été notée d'une façon spéciale, nous pouvons dire seulement que l'influence de l'automne et surtout du printemps, admise sans conteste pour les éruptions arthritiques ou herpétiques d'une manière générale, paraît ici aussi n'être pas sans importance.

TRAITEMENT

Peut-on espérer, à l'aide d'un traitement approprié, modifier la marche de la maladie? Nous allons exposer les divers moyens thérapeutiques qui ont été mis en usage, et qui semblent assez indiqués par les phénomènes morbides; mais nous ne voyons pas qu'il sorte des diverses observations une conclusion assez nette pour formuler un traitement précis.

Traitement local. — La première question qui se présente est la suivante : On se trouve en présence d'une affection remarquable par l'abondance de la desquamation, y a-t-il lieu de favoriser la chute des squames? et, dans le cas où on l'a fait, il faudra évidemment se demander si l'on peut et si l'on doit chercher à modifier la production épidermique. Il est certainement facile de faire tomber les squames, et d'entretenir la peau du malade à peu près nette; il suffit pour cela de lui faire prendre des bains répétés tous les jours ou tous les deux jours, et de lui faire matin et soir des onctions avec l'axonge ou le glycérolé d'amidon. Nous avons vu M. Guibout employer ce traitement pour le ma-

lade de l'observation VI; nous pensons que l'avantage que
le malade en a retiré a été médiocre, car, si en peu de jours
sa peau s'est nettoyée, et a présenté une surface rouge,
presque lisse, et à peine squameuse, la tendance à l'exfoliation n'était pas supprimée, comme on l'a bien vu lorsque, une poussée d'eczéma aigu étant venue interrompre
ce traitement, les lamelles épidermiques se sont repro-
duites aussi abondantes et aussi larges que par le passé.

Peut-être serait-il utile, après avoir nettoyé la peau des
squames qui la recouvrent, de faire des applications d'une
pommade ou d'un glycérolé astringents, au tannin, au
calomel, ou même d'employer l'huile de cade comme dans
le psoriasis; mais cela n'a été fait dans aucune de nos observations, Devergie dit seulement s'en être bien trouvé
dans quelques cas de pityriasis rubra. Si l'on se décidait à
à employer un modificateur aussi puissant, il faudrait évidemment ne pas attaquer à la fois toute la surface du
corps. Rappelons à ce propos que l'emploi d'une solution
faible de chloral détermina la production d'un eczéma assez
intense chez notre malade (obs. 1). Wilson conseille des
onctions avec une pommade composée d'axonge benzoïnée
et d'oxyde de zinc, mais il ne dit pas explicitement si ces
onctions lui ont paru empêcher la production des squames.

Les bains peuvent-ils rendre d'autres services que de
débarrasser la peau des lamelles exfoliées? Devergie et
Hébra conseillent les bains prolongés de plusieurs heures
pour calmer la démangeaison, modérer la chaleur, ramollir
les squames, mais Hébra convient que ces bains, et les
pommades calmantes qu'il prescrit ensuite, ne servent qu'à
rendre les masses d'épidermes plus transparentes, et la
peau plus souple.

Pour résumer notre opinion sur le traitement local, nous
dirons que l'avantage de détacher les squames par l'usage
des bains répétés, nous paraît médiocrement désirable, si

l'on ne dispose pas après de moyens capables d'empêcher le renouvellement de l'exfoliation, et nous craignons que la macération trop prolongée de l'épiderme de nouvelle formation ne favorise la production d'ulcérations et d'eschares, ou peut-être même active la sécrétion déjà si excessive de l'épiderme, c'est ce que craignait tant mon excellent maître M. Vidal, qui a toujours repoussé bien loin l'idée de prescrire des bains à notre malade. Nous croyons qu'il vaut mieux se contenter d'appliquer sur le corps un pansement simplement protecteur, constitué soit par la poudre d'amidon, soit par le liniment oléo-calcaire, soit par le glycérolé d'amidon, et surtout par une couche épaisse d'ouate qui recouvre le topique. C'est le pansement qui nous a réussi chez notre malade, et qui a de plus l'avantage d'empêcher le patient de se gratter, et d'éviter par suite les cicatrices; c'est celui que M. Hillairet emploie avec succès dans les pemphigus, et auquel il attribue un résultat important, de diminuer la chaleur fébrile.

Enfin s'il se produit des complications telles que ulcères, eschares, etc., on emploiera un traitement approprié sur lequel nous n'insistons pas.

Le *traitement interne* sera basé surtout sur l'état général du malade; il consistera principalement à maintenir l'intégrité des fonctions digestives, car on a affaire à une maladie longue, et la production exagérée de l'épiderme est une cause redoutable d'épuisement, il faut veiller à ce que l'alimentation vienne réparer cette déperdition incessante. Il sera utile d'exciter l'appétit, que le séjour prolongé au lit tend à faire perdre, et dans ce but, les préparations amères, quinquina, gentiane, noix vomique, seront avantageusement administrées. Si la diarrhée venait à se montrer, il serait urgent de la combattre, mais heureusement la plupart des malades sont plutôt constipés, et alors on se trouvera bien de donner des lavements simples ou laxatifs, et de temps en temps d'administrer un ou deux verres d'eau de Sedlitz, ce qui du reste peut aussi être utile pour réveiller l'appétit languissant dans la convalescence.

Le sulfate de quinine a été administré plusieurs fois au début, et a paru avoir une heureuse influence pour diminuer la fièvre.

Y a-t-il une médication capable de modifier la production et la vitalité de l'épiderme? On a proposé diverses substances dont le succès a été douteux; je ne citerai que l'arsenic qui se trouve indiqué par plusieurs observateurs soit comme ayant été utile, soit comme pouvant l'être si l'affection tendait à se prolonger. Je crois aussi qu'on peut l'employer avec un certain avantage, mais je ne vois pas que cela soit démontré d'une manière irrécusable, et si la preuve était donnée, il resterait à déterminer si c'est comme modificateur général, et en favorisant la nutrition du sujet, ou bien comme agissant spécialement sur la production épidermique que l'arsenic a été utile.

DEUXIÈME ESPÈCE DE DERMATITE EXFOLIATRICE

Dans la seconde espèce que nous voulons décrire, les symptômes du début et l'aspect de l'éruption ressemblent beaucoup à certains cas de scarlatine, ce qui nous permettra d'être bref.

SYMPTÔMES

L'affection *débute* ordinairement avec des phénomènes généraux peu intenses, une fièvre modérée, de la courbature, un léger mal de gorge : quelquefois la fièvre initiale est violente, avec céphalalgie, rachialgie, douleurs dans tous les membres, envies de vomir continuelles et même vomissements bilieux, langue sale, constipation, urine très-colorée. Dans un cas l'éruption fut marquée par des phénomènes assez intenses pour faire croire à une variole au début, erreur qui était d'autant plus possible que l'éruption commençait et offrait un aspect ponctué. Mais en tout cas l'invasion est très-brusque, et, en même temps que les phénomènes fébriles, ou bien 24, 48 heures après, se fait l'apparition de la rougeur souvent accompagnée de prurit. Celle-ci se montre soit par taches ou plaques quelquefois légèrement saillantes, qui bientôt se réunissent pour ne plus laisser voir qu'une teinte érythémateuse générale, soit par une rougeur qui, née sur un point du corps, se généralise rapidement. Dans un cas l'éruption était précédée d'une teinte jaune de la peau, qui elle-même ne se montrait que cinq ou six jours après le début des accidents fébriles.

L'érythème est-il le seul caractère de l'éruption ? C'est ce que pense M. Hardy, car il insiste sur l'absence de miliaire et de sudamina, ce qui lui paraît un caractère important pour distinguer l'affection de l'eczéma rubrum et surtout de la scarlatine, et nous trouvons une observation recueillie dans son service et publiée par M. Alméras dans sa thèse, où l'apparition de la miliaire sur le ventre, au cinquième jour de la maladie, fit soupçonner la scarlatine, qui devint évidente les jours suivants, tandis que le diagnostic avait été jusque-là : érythème scarlatiniforme.

Obs. XV. — Eruption prise d'abord pour un érythème scarlatiniforme ; symptômes tardifs de scarlatine (obs. XX, thèse Alméras). Résumée.

S... (Caroline), âgée de 24 ans, entre le 3 décembre à la salle Saint-Ferdinand, n° 25, service de M. Hardy.

Elle accouche le jour même.

Le 5. Dans la journée elle ressent un prurit général.

Le 6. On constate une éruption scarlatiniforme (avec fièvre assez forte qui dure trois jours), sans angine durant tout le temps.

Le 9. Eruption miliaire assez abondante sur le ventre, fait soupçonner la scarlatine.

Le 10. La langue est scarlatineuse, et les poignets sont douloureux, pas de fièvre.

Le 11. Douleurs très-vives des poignets et des bras ; toujours rien à la gorge.

Le 12. Persistance de la miliaire, de la desquamation, des douleurs.

Le 13. Les douleurs ont disparu, desquamation très-abondante sur le ventre et par larges plaques, il n'y en a pas ailleurs. Les urines, examinées plusieurs fois, contiennent, pour la première fois, un peu d'albumine.

Au bout de quelques jours la malade sort sur sa demande formelle, présentant des symptômes marqués d'albuminurie et de desquamation générale par larges écailles et par plaques.

Mais, nous trouvons dans la thèse de M. Derrécagaix, l'observation tirée d'un journal anglais, d'un cas de rhumatisme dans le cours duquel se développa une éruption scarlatiniforme, couverte dès le lendemain de vésicules excessivement confluentes, au point de former de véritables bulles sur certains points. Dans l'observation VIII, il semblait y avoir des bulles vides, quelquefois il y a des phlyctènes évidentes par suite de la violence de l'inflammation et de l'épaisseur de l'épiderme (Obs. 12).

L'éruption ne persiste ordinairement qu'un ou deux jours, quelquefois un peu plus. La desquamation dans l'érythème scarlatiniforme est habituellement nulle ou peu marquée, d'après M. Hardy ; ce n'est, dit-il, que dans quelques cas où la période érythémateuse a duré trois ou quatre jours, que la desquamation se fait par grands lambeaux épidermiques, semblables à ce qu'on observe dans la scarlatine. Or, dans la plupart des observations que nous avons rassemblées, nous trouvons au contraire notée l'importance de la desquamation. Dans les observations VIII, IX, X, XI, l'épiderme se détachait par lambeaux très-larges; dans presque toutes on signale la desquamation généralisée à grands lambeaux, l'exfoliation d'un seul morceau de l'épiderme de la paume des mains et de la plante des pieds, dans plusieurs la chute des cheveux et des ongles. On voit donc que nous sommes loin de l'exfoliation insensible admise par M. Hardy, c'est là la principale raison qui nous a engagé à séparer ces faits de l'érythème scarlatiniforme classique, pour les rapprocher des autres cas de dermatite exfoliatrice que nous voulions étudier.

La desquamation se montre quelquefois dès le lendemain de l'éruption, mais le plus souvent ce n'est que le sixième, huitième jour, quelquefois davantage que l'épiderme commence à se détacher par lambeaux. Cette exfoliation générale dure dix, quinze, vingt jours et ne se renouvelle ordinairement pas; cependant, dans l'observation IX, il est dit que, si le malade s'exposait au froid, il présentait une seconde desquamation, mais cette fois farineuse. Nous n'avons rien trouvé de semblable dans les autres observations, et c'est justement ce non-renouvellement de la desquamation qui nous permet de différencier les deux espèces que nous avons séparées.

Nous avons vu que l'invasion de la maladie était marquée par quelques phénomènes généraux ordinairement peu prononcés, mais quelquefois aussi assez sérieux, comme dans l'observation X, où le malade était habituellement soulagé par une saignée, ou dans l'observation XII où l'éruption, à l'entrée du malade, fut prise pour une variole au début. Le plus souvent ces phénomènes se calment dès le premier ou deuxième jour de l'éruption, cependant le pouls peut rester un peu fréquent entre 80 et 90, presque jamais davantage. La température, dans les quelques cas où elle a été notée, ne dépassait guère 38°, 38°5; dans d'autres elle était au-dessous de la nor-

male à la période de desquamation, ainsi que le pouls
(60 et 36°2 le matin, 64, 36°5 le soir (Obs. 8). Avec cette
fièvre modérée coïncidait souvent un état d'embarras gastrique, comme en font foi l'état saburral de la langue noté
dans plusieurs observations, l'emploi de légers purgatifs
signalé aussi plusieurs fois.

Il n'y a pas généralement de retentissement viscéral
grave, et si dans l'observation VIII on a noté un souffle systolique de la pointe, il est plus que probable que ce phénomène était en relation avec le rhumatisme articulaire que
le malade avait eu quelques années auparavant, plutôt
qu'avec son éruption actuelle.

L'urine n'a pas été notée albumineuse; dans quelques
cas seulement elle était sédimenteuse, dans d'autres elle
était normale.

L'état de la gorge était intéressant à noter ; or, ou bien
les observateurs n'en parlent pas, ou bien ils signalent
l'aspect normal, ou la rougeur très-légère du pharynx et
des amygdales.

Ainsi l'absence ou le peu d'intensité de l'angine, l'intégrité des fonctions rénales, la non-production d'hydropisies, d'anasarque, séparent nettement l'affection de la scarlatine.

MARCHE. DURÉE. TERMINAISON.

Cette maladie a donc une marche assez régulière : après
un début marqué par une fièvre ordinairement légère,
quelquefois intense, apparaît une éruption érythémateuse
suivie au bout de 4, 6, 8 jours, d'une sorte de desséchement,
d'une mortification, puis d'une exfoliation de l'épiderme.
On voit alors une amélioration dans l'état du malade qui ne
ressent plus que la gêne occasionnée par la rigidité de sa
peau ; quelquefois le soulagement coïncide avec une sorte

de crise (urines sédimenteuses par ex., obs 10). La desquamation dure deux à trois semaines, puis se termine sans laisser de traces, quelquefois la convalescence est prolongée par une seconde desquamation, ordinairement alors furfuracée ; enfin, assez souvent, et lorsque le malade est déjà bien portant, qu'il a repris son travail, il voit ses ongles se détacher, ce qui montre à quel point l'affection était étendue à tout le système épidermique.

Récidives. — Les récidives sont fréquentes, le même sujet est repris 2, 4, 10 fois et plus ; c'est là un fait excessivement important, car il constitue une des différences les plus essentielles avec la scarlatine dont la récidive est une chose si exceptionnelle.

DIAGNOSTIC.

C'est là en effet, et à cause de sa difficulté et à cause de son importance, le principal diagnostic à faire. Car l'éruption par elle même est presque identique, tant dans sa période érythémateuse que pendant la desquamation. Dans un cas (obs 14), M. Hardy ne s'est prononcé que le cinquième jour, dans un autre (obs 8), le diagnostic de scarlatine avait été fait d'après les caractères de l'éruption par deux savants médecins de l'hôpital Saint-Louis, et, d'après les commémoratifs et surtout d'après la marche de l'affection, nous croyons pouvoir affirmer qu'il ne s'agissait pas de cette fièvre éruptive. Quels sont en résumé les principaux caractères différentiels? Ce sont la fréquence des récidives, l'absence de contagion, la gravité moindre des phénomènes généraux et du début et surtout de la période d'état, l'absence ou la légèreté de l'angine, le peu d'intensité de la fièvre, l'absence d'albuminurie, des hydropisies et de tous les accidents si terribles qui sont à craindre dans la convalescence de toute scarlatine, même la plus bénigne en apparence.

Nous ne mentionnerons que pour mémoire la rougeole dont les taches restent distinctes, qui présente des phénomènes spéciaux de catarrhe oculo-nasal et bronchique, dont la desquamation est furfuracée.

Le rash variolique scarlatiniforme pourrait être confondu avec l'affection que nous décrivons, et si les phénomènes généraux du début sont graves et analogues à ceux de la variole, on conçoit que l'hésitation puisse être grande ; on a vu que dans l'observation de Wilks l'affection avait été prise pour une variole au début, et qu'au bout de quelques jours seulement la non-apparition de vésicules et de pustules, en même temps que la teinte rouge devenait générale, fit rectifier le diagnostic. Il est facile de voir, par les descriptions que nous avons faites des deux espèces de dermatite exfoliatrice, qu'il s'agit là de deux affections qui, si elles ont de nombreux points de contact, présentent aussi des différences notables. Au début, lorsque le corps présente une rougeur vive sur toute sa surface, et qu'ensuite l'épiderme commence à se détacher, il est impossible de décider si l'exfoliation continuera et se renouvellera, et dans quelle espèce le cas particulier devra rentrer ; la marche seule de l'affection viendra éclairer sur le diagnostic précis. Cependant nous croyons que, quand l'exfoliation doit être intense et répétée, elle est de suite très-abondante et plus générale d'emblée que dans l'autre cas.

PRONOSTIC.

Il serait pourtant intéressant de savoir à quoi s'en tenir à ce sujet dès le début, car le pronostic en dépend. Si dans les deux cas la terminaison heureuse a été ordinairement observée, cependant, dans le premier cas, nous avons vu que le malade était bien plus gravement atteint, et qu'il y avait lieu de concevoir des inquiétudes sérieuses, tandis que dans la deuxième espèce. la convalescence s'est toujours faite rapidement.

ÉTIOLOGIE.

Nous avouons tout d'abord la pauvreté de nos documents sur ce chapitre. Les observations que nous avons recueillies concernent, pour la plupart, des sujets du sexe masculin, mais leur nombre est trop restreint pour que l'on puisse en tirer une conclusion certaine. Nous en dirons autant pour l'âge, la plupart des cas ont été observés chez des adultes encore jeunes.

Les saisons ne semblent pas avoir une influence bien constante ; cependant, comme pour beaucoup d'affections pseudo-exanthématiques, l'affection s'est montrée souvent au printemps et à l'automne. L'impression du froid, de l'humidité, est quelquefois une cause efficace ; dans l'observation IX, chaque attaque se produisait après une suppression de la transpiration consécutive à un refroidissement. Le régime alimentaire a-t-il une influence ? Cela est possible. On se rappelle l'observation VIII où l'éruption se montra le lendemain d'un petit excès de boissons, et il est fréquent de voir un excès alcoolique, l'usage d'aliments trop épicés, de charcuterie, provoquer des éruptions cutanées.

Enfin nous devons noter la prédisposition, et cette cause est peut-être la plus importante, au point que quelques auteurs réduisent tout à cet ordre d'idées, et admettent que c'est une cause interne, la diathèse rhumatismale, qui est la véritable source des accidents. Nous ne reviendrons pas sur ce sujet, que nous avons déjà indiqué sans vouloir essayer de résoudre la question, mais nous tenons à constater que la fréquence des récidives chez un même individu est un des points les plus saillants de l'affection, et que ce fait, comparé à la rareté absolue de la maladie, doit établir sans aucun doute l'existence d'une cause de nature inconnue, mais tenant à l'individu même, à l'ensemble de son organisme.

TRAITEMENT

On a pu voir par les observations que, généralement, le traitement employé s'était réduit à fort peu de chose. Cependant dans l'observation de Latham, nous voyons que le malade a souvent été saigné au début de la poussée, et que cette émission sanguine le soulageait habituellement ; ce cas est du reste un des plus intenses que nous ayons trouvé, et dans la plupart il n'y a même pas lieu de songer à la saignée. Celle-ci est d'autant plus rarement indiquée qu'on ignore au début, c'est-à-dire pendant la période fébrile, la seule où la question peut être discutée, si l'on aura affaire à la dermatite exfoliatrice pseudo-exanthématique, ou si l'exfoliation aura de la tendance à se reproduire, cas où il serait mauvais d'affaiblir le malade, comme nous l'avons vu plus haut. Le plus souvent le traitement a consisté en boissons rafraîchissantes ou tempérantes, indiquées par la fièvre légère du début, en purgatifs légers pour combattre l'embarras gastrique qui existe aussi au commencement. Dans les premiers jours on devra donner une alimentation légère, mais bientôt le malade pourra reprendre son régime habituel.

Quant au traitement local, il est presque nul : application de poudre d'amidon dans les premiers jours pour calmer la démangeaison. A cette époque, si l'on était sûr du diagnostic, les bains seraient avantageux, mais l'incertitude où l'on est toujours en présence d'une éruption qui débute, et qui surtout a tant de ressemblance extérieure avec la scarlatine, doit, croyons-nous, les faire rejeter. Plus tard ils peuvent faciliter la desquamation, calmer les démangeaisons; nous conseillerions volontiers des bains d'amidon ou des bains de vapeur, mais il faut rappeler à propos de ces derniers la remarque faite par Latham (obs. 10), que les essais de sudation augmentent quelquefois la souffrance.

En somme, ce sera un traitement presque purement expectatif et analogue à celui des fièvres éruptives non compliquées.

CONCLUSIONS.

L'exfoliation épidermique se montre comme élément important dans beaucoup d'affections cutanées, mais il est assez rare, en dehors des cas de scarlatine, qui n'ont rien à faire ici, de la voir se produire à la fois sur toute la surface du corps et par lambeaux considérables.

La généralisation absolue de l'exfoliation, jointe aux dimensions énormes des lamelles exfoliées, suffit à caractériser une affection spéciale que nous appelons *dermatite exfoliatrice*, pour donner une idée de son caractère principal et pour la distinguer nettement des affections squameuses, le psoriasis et le pityriasis. Il y a donc utilité à décrire à part cette affection.

En dehors du cas type que nous avons donné et des trois cas de Wilson, on peut faire rentrer sous le nom de dermatite exfoliatrice, les cas appelés par Bazin *herpétide exfoliatrice*, qui n'en sont en réalité qu'une variété, et bien des faits qu'on a décrits à tort sous le titre de pemphigus foliacé, pityriasis rubra, etc.

Nous admettons deux espèces de dermatite exfoliatrice. La première, qui mérite plus particulièrement ce nom, se caractérise, en effet, par une exfoliation très-abondante et persistante, avec un renouvellement rapide de l'épiderme, et elle comprend plusieurs variétés, selon que l'affection cutanée s'accompagne ou non de phénomènes généraux graves, et aussi selon qu'elle s'est produite primitivement et persiste avec le même caractère pendant toute la durée de l'éruption, ou bien dans le cours d'une autre affection, dont elle ne serait en quelque sorte qu'une modification, et qui peut reparaître après la guérison de la poussée exfoliatrice.

Dans la deuxième, l'exfoliation est bien moins importante et peut être considérée comme la terminaison d'une affection érythémateuse. On pourrait appeler cette espèce *dermatite exfoliatrice pseudo-exanthématique*, pour donner une idée de sa marche rapide et de son peu de gravité.

Quant à la nature de l'affection, il serait certainement prématuré de se prononcer sur cette question avec le peu de faits dont nous disposons. Nous croyons seulement que la nature n'est pas la même dans tous les faits, et que l'on pourra plus tard établir des divisions basées justement sur la nature des différents cas.

INDEX BIBLIOGRAPHIQUE.

Alméras. — Des rash ou exanthèmes scarlatiniformes confondus avec les scarlatines; thèse, 1862.

Baggio. — Du pemphigus; thèse, 1864.

Bazin. — Leçons sur les affections génériqnes. — Leçons sur les affections cutanées de nature arthritique ou dartreuse.

Cazenave. — Annales des maladies de la peau et syphilis; février 1844, mars et juillet 1852.

Cazenave et Schedel. — Abrégé pratique des maladies de la peau, 1847.

Chausit. — Traité élémentaire des maladies de la peau, 1863.

Derrécagaix. — De l'érythème scarlatiniforme rhumatismal; thèse, 1874.

Devergie. — Traité pratique des maladies de la peau.

Féréol. — Gaz. hebd., 1874, p. 769.

Tilbury-Fox. — Traité des maladies de la peau, 1873, ch. xiii, p. 252.

Guiraud. — Du pemphigus chronique; thèse, 1865.

Hardy. — Leçons sur les maladies de la peau.

Hassan-Effendi-Mahmoud. — Monographie du pemphigus; thèse, 1869.

Hébra. — Traité des maladies de la peau; traduction de Doyon.

Newell. — London medical Gaz., t, III, p. 576.

Rayer. — Traité des maladies de la peau, 2e volume, 1835.

Wilks. — Guy's Hospital reports, 1861.

E. Wilson. — Traité des maladies de la peau, part. Pityriasis rubra.

E. Wilson. — Leçons sur l'eczéma.

A. Parent, imprimeur de la Faculté de Médecine, rue M.-le-Prince, 31.

Clinique médicale, par le docteur Noël Gueneau de Mussy, médecin de l'Hôtel-Dieu, membre de l'Académie de médecine, etc., 2 vol. in-8 .... 24 fr. »

Des névroses menstruelles ou la menstruation dans ses rapports avec les maladies nerveuses et mentales, par le docteur Berthier, inspecteur-adjoint des aliénés de la Seine, médecin expert près le tribunal civil, 1 vol. in-8 .... 4 fr. »

Manuel de prothèse ou de mécanique dentaire, par O. Coles, chirurgien-dentiste à l'hôpital spécial de Londres, traduit par le docteur G. Darin, 1 vol. in-8, 150 figures dans le texte .... 6 fr. »

Leçons sur les maladies du système nerveux, faites à la Salpêtrière, par le docteur Charcot, professeur à la Faculté de médecine de Paris, recueillies et publiées par le docteur Bourneville, 1 vol. in-8, avec 25 figures dans le texte et 8 planches en chromolithographie; le vol. cartonné .... 10 fr. »

Deuxième partie. — 1er fascicule : Anomalie de l'ataxie locomotrice; 2e fascicule : De la compression lente de la moelle épinière. In-8, avec 2 planches, prix de chaque fascicule .... 2 fr. »

Troisième partie. — Des amyotrophies spinales, in-8, avec fig. et pl.... 4 fr. »

Traité pratique des maladies du cœur, par Friedreich. Ouvrage traduit de l'allemand par les docteurs Lorber et Doyon. 1 v. in-8 cartonné .... 10 fr. »

Leçons sur le strabisme, les paralysies oculaires, le nystagmus, le blépharospasme, etc., professées par F. Panas, chirurgien de l'hôpital Lariboisière, professeur agrégé à la Faculté de médecine de Paris, chargé du cours complémentaire d'ophthalmologie, etc., rédigées et publiées par G. Lorey, interne des hôpitaux; revues par le professeur. 1 v. in-8, avec 10 fig. dans le texte. 5 fr. »

Traité de médecine légale et de jurisprudence médicale, par Legrand du Saulle, médecin de l'hôpital de Bicêtre (service des aliénés), médecin expert près les tribunaux, etc. 1 fort vol. in-8 .... 18 fr. »

Des vues longues, courtes et faibles, et de leur traitement par l'emploi scientifique des lunettes, par Soelberg Wells, professeur d'ophthalmologie à King's College, de Londres, etc., ouvrage traduit sur la 4e édition par le docteur G. Darin. 1 vol. in-8, avec figures .... 4 fr. »

Traité élémentaire des maladies de la peau, par A. Gailleton, ex-chirurgien en chef de l'Antiquaille, chirurgien en chef des Chazeaux (maladies cutanées et vénériennes). 1 vol. in-8 .... 6 fr. »

Maladies de l'oreille, nature, diagnostic et traitement, par le professeur Joseph Toynbee, avec un supplément par James Hinton, chirurgien auriste à Guy's hospital, traduit et annoté par le docteur Darin. 1 vol. in-8, avec 99 figures dans le texte. 8 fr. 50

Manuel médical des eaux minérales, par le docteur Le Bret, médecin-inspecteur honoraire des eaux de Baréges, président de la Société d'hydrologie médicale de Paris. 1873-74, etc., 1 vol. in-12 ...... 5 fr. 50

Clinique médicale des affections du cœur et de l'aorte, observations de médecine traduites de l'anglais par le docteur Barella, membre de l'Académie royale de médecine de Belgique, etc. (le tome Ier est en vente, le tome II paraîtra prochainement), in-8 .... 6 fr. »

Étude clinique de la phthisie galopante, preuves expérimentales de la non-spécificité et de la non-inoculabilité des phthisies, par le docteur Metzquer ; ouvrage précédé d'une préface de M. le professeur Feltz, in-8 ...... 4 fr. »

Des infiniment petits rencontrés chez les cholériques, étiologie, prophylaxie et traitement du choléra, avec planches micrographiques, par le docteur G. Danet. 1 vol. in-8 ...... 5 fr. »

La pierre dans la vessie, avec indications spéciales sur les moyens de la prévenir, ses premiers symptômes et son traitement par la lithotritie, par Walter J. Coulson, chirurgien à St-Peter's Hospital, pour la pierre et les autres maladies des organes urinaires. Traduit de l'anglais par le docteur H. Picard. In-8 .... 3 fr. »

Histoire de la vaccination. Recherches historiques et critiques sur les divers moyens de prophylaxie thérapeutique employés contre la variole depuis l'origine de celle-ci jusqu'à nos jours, par le docteur E. Monteils, médecin des épidémies. 1 vol. in-8 .... 7 fr. »

Paris. — A. PARENT, Imprimeur de la Faculté de médecine, rue Monsieur-le-Prince, 29 et 31.

www.ingramcontent.com/pod-product-compliance
Ingram Content Group UK Ltd.
Pitfield, Milton Keynes, MK11 3LW, UK
UKHW022240120726
13694UKWH00003B/911